NOUVEAU
MANUEL MÉDICAL

A L'USAGE DU CLERGÉ

ou

Vade-Mecum de la Santé

ET DE LA LONGÉVITÉ
PAR LE D' SYDENHAM

Ouvrage entièrement revu, augmenté et

Suivi d'un Appendice sur le Célibat,
le Jeûne et l'Abstinence des Prêtres

Par M. ADOLPHE HUARD
Docteur en médecine de la Faculté de Philadelphie

Cet ouvrage, qui est revêtu de l'approbation de
Mgr l'archevêque de Paris, est en outre corrigé et annoté

Par feu l'abbé SAURET
Chanoine honoraire du Diocèse d'Embrun

Le curé de campagne est le médecin
de l'âme et du corps.

DOUZIÈME ÉDITION

PARIS. — CHEZ L'AUTEUR
RUE BOURBON-LE-CHATEAU, 2

1881

NOUVEAU

MANUEL MÉDICAL

A L'USAGE DU CLERGÉ

IMPRIMERIE P. WORMS, RUE DE LA CHAUSSÉE. 1.
A ARGENTEUIL.

NOUVEAU
MANUEL MÉDICAL
A L'USAGE DU CLERGÉ
OU
Vade-Mecum de la Santé
ET DE LA LONGÉVITÉ
PAR LE D' SYDENHAM

Ouvrage entièrement revu, augmenté et
Suivi d'un Appendice sur le Célibat, le Jeûne et l'Abstinence des Prêtres

Par M. ADOLPHE HUARD
Docteur en médecine de la Faculté de Philadelphie

Cet ouvrage, qui est revêtu de l'approbation de Mgr l'archevêque de Paris, est en outre corrigé et annoté

Par feu l'abbé SAURET
Chanoine honoraire du Diocèse d'Embrun

Le curé de campagne est le médecin
de l'âme et du corps.

DOUZIEME ÉDITION

PARIS. — CHEZ L'AUTEUR
RUE BOURBON-LE-CHATEAU, 2

1881

ARCHEVÊCHÉ DE PARIS.

GEORGES D'ARBOY

Par la Grâce de Dieu et l'autorité du St-Siége apostolique

ARCHEVÊQUE DE PARIS.

Sur le rapport de l'Examinateur désigné par notre vénérable Prédécesseur, nous avons approuvé et approuvons, par les présentes, le livre intitulé : *Nouveau Manuel médical à l'usage du Clergé,* par le Dr SYDENHAM, revu par le Dr ADOLPHE HUARD.

Donné à Paris, sous le seing de notre Vicaire-Général, le sceau de nos armes et le contre-seing du Secrétaire de notre Archevêché, le cinq mai mil huit cent soixante-trois.

A. SURAT.
vic-gén.

Par mandement.
PETIT.
secrétaire

PRÉFACE

« Le bon Pasteur donne sa vie pour son troupeau. » Ces paroles mémorables, prononcées par un illustre Prélat, au moment où il donnait sa vie pour épargner le sang français, sont, chaque jour, mises en pratique par le Curé de campagne, qui, au milieu des plus terribles épidémies, va porter les secours de la science et les consolations de la Religion au chevet des malades.

C'est en vertu de ce précepte de charité, et pour aider ces dignes Ministres de Jésus-Christ, dans leur mission scientifique et spirituelle, que nous publions le *Manuel médical*, dû à la collaboration d'un savant Médecin, mort en Irlande il y a quelques années.

Après avoir revu nous-même ce *Vade-Mecum de la santé*, et y avoir ajouté un grand nombre d'articles scientifiques dus aux sommités de la science médicale, nous avons voulu encore, au point de vue de la morale religieuse et du respect des Dogmes sacrés du Catholicisme, y adjoindre les lumières d'un savant Ecclésiastique.

Feu l'abbé Sauret, Chanoine honoraire du diocèse d'Embrun, Président de la *Société des Amis chrétiens (Académie flosalpine)*, pénétré des bons sentiments qui nous ont dicté cette

Œuvre, a bien voulu, de son vivant, revoir et annoter ce *Manuel médical*, destiné à être mis dans les mains de tous les Ecclésiastiques et de tous les Elèves des Séminaires.

L'honorable concours de ce savant théologien, tout en assurant l'orthodoxie de l'Ouvrage, le rehausse encore de l'éclat des précieuses annotations d'un écrivain sérieux, auquel le département des Hautes-Alpes doit des travaux littéraires et scientifiques de premier ordre.

Enfin, comme complément à ce Manuel, nous avons, sous le titre d'*Appendice*, consacré un certain nombre de pages à des considérations morales et philosophiques sur : *le Célibat, le Jeûne et l'Abstinence des Prêtres.*

Ces considérations sont pércédées d'un travail indispensable à Messieurs les Ecclésiastiques : *les Pronostics dangereux et mortels des maladies, à l'usage des Confesseurs pour l'administration des sacrements.*

Comme on le voit, nous n'avons rien négligé pour faire de notre *Manuel médical* un Livre classique à l'usage du Clergé, et nous croyons sincèrement que, d'ici à quelques années, il n'y aura pas un Ecclésiastique qui ne possède cet ouvrage dans sa Bibliothèque.

ADOLPHE HUARD,

Docteur en Médecine de la Faculté de Philadelphie.

INTRODUCTION

NOUVEAU
FORMULAIRE MÉDICAL

ou

RÉPERTOIRE DE MÉDICAMENTS COLLECTIFS

(d'après Bouchardat et Trousseau.)

BAINS. — Voici la composition des principaux bains employés en médecine et l'indication de leur usage :

Bain acide. — Acide hydrochlorique, 300 grammes. Ver... dans le bain. — Employé dans les affections chroniques de la peau.

Bain aromatique. — Espèces aromatiques (voyez *espèces*), 1,200 grammes; eau bouillante, 3 kilogrammes. Faites infuser pendant douze heures, passez et versez dans le bain. — Employé contre les scrofules, le rachitisme, etc. Les constitutions faibles se trouvent également souvent bien de ces bains.

Bain alcalin. — Carbonate de soude du commerce, 250 grammes. Versez dans le bain. (Même usage.)

Bain de barége artificiel ou *sulfureux.* — Sulfure de potasse, 100 grammes. Faites dissoudre dans un litre d'eau, et versez dans une baignoire de *bois* ou de *zinc.* — Contre les maladies de la peau.

Bain émollient. — Espèces émollientes (voyez *espèces*), 2 kilogrammes; graine de lin, 300 grammes. Faites bouillir dans 10 litres d'eau, passez et versez dans le bain. — Très-précieux dans une foule de maladies inflammatoires.

Bain gélatineux. — Colle de Flandre, 1 kilogramme; eau chaude, 10 kilogrammes. Faites dissoudre et mélangez. — Employé dans les mêmes cas que le bain émollient.

Bain gélatino-sulfureux. — Ajoutez au bain de Barége : Colle de Flandre, 1 kilogramme.

Bain de pieds sinapisé. — Farine de moutarde, 120 grammes, eau chaude (non bouillante), 1 kilogramme. (Même proportion que pour les bains de mains.)

Bain de pieds alcalin. — Cendres végétales, 250 grammes; eau chaude, 3 kilogrammes; sous-carbonate de potasse, 30 grammes. (Même proportion pour les bains de mains.)

Bain de vapeur simple. — Le malade est placé dans un appareil particulier, où l'on fait arriver de la vapeur d'eau.

Voici un moyen très-simple d'administrer cette espèce de bain : l'extrémité d'un tube recourbé étant plongée dans un vase clos rempli d'eau bouillante, on dirige l'autre extrémité dans le lit du malade.

Ces bains s'emploient dans les rhumatismes chroniques, les maladies de peau anciennes; ils sont sudorifiques, dérivatifs, etc.

CATAPLASMES.— Médicaments externes, sous forme de bouillie épaisse.

Cataplasme émollient.—Farine de lin, 125 grammes, eau chaude, Q. S. On peut remplacer la farine de lin par celle de fève ou d'orge.

Cataplasme narcotique. — Farine de lin, 100 grammes; eau Q. S. Ajoutez : laudanum, 4 grammes, ou opium pulvérisé, 2 grammes.

Cataplasme maturatif. — Oseille cuite, 60 grammes; saindoux, 30 grammes; pulpe de lis, 60 grammes; onguent basilicum, 30 grammes. Mêlez.

COLLUTOIRES. — Espèces de gargarismes

qu'on ne fait agir que sur la muqueuse de la bouche et des gencives.

Collutoire émollient. — Décoction de racine de guimauve, 125 grammes; miel, 30 grammes. Mêlez. Pour porter dans la bouche à l'aide d'un pinceau de charpie ou de linge roulé. — Employé dans la stomatite, l'angine simple, les aphthes.

COLLYRES. — Médicaments spécialement destinés aux maladies des yeux et des paupières; ils sont *secs* (poudres), *mous* (plus consistants que les pommades), *liquides* (eaux distillées, infusions, etc.), ou *gazeux* (vapeurs, alcools, etc.).

Collyre sec de Dupuytren. — Sucre blanc, 8 grammes; bioxyde de mercure, 40 centigrammes; tuthie, 1 gramme. Insufflez de petites quantités dans l'œil; trois ou quatre fois par jour dans les taies, les ophthalmies chroniques, scrofuleuses.

Collyre de Velpeau. — Sous-nitrate de bismuth, 5 grammes; sucre candi, 5 grammes. En lotion dans les ophthalmies aiguës et chroniques, les taies, l'iritis.

ELECTUAIRES. — Composé pharmaceutique d'une consistance molle, un peu plus épaisse que le miel, que l'on obtient avec des poudres, des extraits, du sirop, du miel, etc.

Electuaire astringent. — Conserve de roses rouges, 90 grammes; sirop de tolu, 30 grammes; de pavots, 8 grammes. Mêlez. A donner par cuillerées à café, quatre fois par jour, dans l'hémoptysie.

Electuaire astringent et tonique. — Extrait de quinquina, baume de tolu, cachou, 4 grammes de chaque; sirop de grande consoude, 60 grammes. Mêlez. Trois ou quatre cuillerées à café par jour dans les hémorrhagies atoniques, le purpura hémorrhagica, etc.

ESPECES. — Mélange, à doses égales, de plusieurs plantes ou parties de plantes auxquelles on attribue des propriétés analogues; tels sont les mélanges suivants :

Espèces amères. — Petite centaurée, 10 grammes; trèfle d'eau, 10 grammes; germandrée, 10 grammes; houblon, 10 grammes; gentiane, 10 grammes. Par demi-tasses dans la convalescence, la fièvre intermittente, les scrofules.

Espèces antiscorbutiques. — Raifort sauvage, 250 grammes; cochléaria, 15 grammes; cresson, 15 grammes; salsepareille, 100 grammes; anis, 15 grammes; eau, 2 kilogrammes. Faire une décoction.

Espèces antispasmodiques. — Valériane, 15 grammes; feuilles d'oranger, 15 grammes; benoîte, 15 grammes; menthe poivrée, 15 grammes; eau, 1 kilogramme. Faire une décoction. Par demi-tasses dans les névroses, l'hystérie, l'épilepsie.

Espèces émollientes. — Guimauve, 5 grammes; mauve, 5 grammes; bouillon blanc, 5 grammes; séneçon, 5 grammes; pariétaire, 5 grammes; fenu grec, 5 grammes; graine de lin, 5 grammes; eau, 1 kilogramme. Faire une décoction. Dans les inflammations aiguës.

Espèces vulnéraires. — Fleurs d'arnica, 60 grammes; de roses rouges, 10 grammes; de millepertuis, 100 grammes; de serpolet, 100 grammes; fleurs de mélilot, 100 grammes; de thym, 100 grammes. Faire une infusion dans une quantité suffisante d'eau. En lotion, fomentation, dans les contusions, ecchymoses, œdèmes.

GARGARISMES. — Médicaments destinés à baigner les parois de la bouche, et surtout du gosier. On doit les conserver dans la bouche le plus longtemps possible, les agiter en tous sens, *sans les avaler.* Voici les principaux gargarismes :

Gargarisme adoucissant ou émollient. — Têtes de pavot, 2 grammes; graine de lin, 4 grammes; eau, 200 grammes. Faites bouillir et ajoutez : Sirop diacode, 15 grammes. De quart d'heure en quart d'heure, dans les angines douloureuses, les aphthes, l'enrouement, etc.

LAVEMENTS.— *Lavement émollient.—* Espèces émollientes, 30 grammes; eau, 700 grammes. Faites bouillir et passez.

Autre. — Décoction de graine de lin, 500 grammes; huile d'olive ou de lin, 30 grammes.

Lavement narcotique. — Feuilles de morelle, 20 grammes; feuilles de jusquiame, 20 grammes; pavot, une tête; feuille de stramoine, 20 grammes. Faites bouillir dans 500 grammes d'eau et passez.

Lavement astringent. (B. Lunel). — Ecorce de chêne, 30 grammes; ratanhia, 10 grammes; laudanum, 10 gouttes; eau, 250 grammes. Faites bouillir l'écorce de chêne et la racine de ratanhia pendant dix minutes, passez, ajoutez le laudanum. Contre la diarrhée atonique, la dyssenterie chronique, les hémorrhagies.

Lavement purgatif.— Follicule de séné, 15 grammes; sulfate de soude, 25 grammes. Faites infuser le séné pendant dix minutes dans 250 grammes d'eau bouillante, passez et ajoutez le sulfate. Contre la constipation.

Lavement vermifuge. — Semen-contra, 10 centigrammes; valériane, 10 grammes; eau bouillante, 250 grammes. Faites infuser et ajoutez : Assa-fœtida, 5 grammes, dans un jaune d'œuf. Contre les lombrics, les ascarides.

Lavement antispasmodique. (B. Lunel). — Valériane, 20 grammes; musc, 40 centigrammes; laudanum, 10 gouttes; huile de succin, 2 grammes. Faites préparer par le pharmacien. Pour deux lavements. Spasmes, attaques de nerfs.

LINIMENTS. — Médicaments gras et liquides, destinés aux frictions, embrocations, etc. D'une action directe sur la peau, les liniments portent encore plus ou moins loin, par l'absorption moléculaire, la propriété de leurs composants (émollients, narcotiques, stimulants ou irritants, etc.).

Liniment calmant. — Huile d'amandes douces, 60 grammes; camphre, 2 grammes; laudanum, 4 grammes. Contre les douleurs névralgiques et autres.

Liniment excitant. — Huile de camomille camphrée, 80 grammes; ammoniaque liquide, 10 grammes; teinture de cantharides, 10 grammes. En frictions comme rubéfiant, dans les douleurs rhumatismales chroniques (lumbago, sciatique, etc.).

MIXTURES.—Médicaments liquides très-actifs, contenant peu de véhicule aqueux.

Mixture absorbante. — Magnésie calcinée, 25 à 40 centigrammes; sirop de gomme, 30 grammes. Mêlez et faites prendre par cuillerées à café, toutes les deux heures, dans les acidités de premières voies, les vomissements des jeunes enfants, la diarrhée.

Mixture antiscrofuleuse. — Huile de foie de morue, 20 à 30 grammes; sirop antiscorbutique, 30 grammes. Mêlez; à prendre en deux ou trois fois par jour, contre le rachitisme.

PILULES. — *Pilules antiépileptiques* (docteur Michel). — Indigo pulvérisé, 4 grammes; extrait d'aconit, 45 centigrammes; extrait de valériane, 8 grammes; extrait d'arnica, 3 grammes; sirop simple, Q. S.—F. S. A. des pilules de 15 centigrammes. On commence leur administration par une le soir, et une le matin, et l'on augmente la dose d'une pilule tous les 4 ou 6 jours, en s'arrêtant toutefois au chiffre de 4.

Pilules (ou poudre) prophylactiques de la variole (Rosen). — Calomel, 6 décigrammes; camphre, 4 décigrammes; extrait d'aloès, 6 décigrammes; résine de gaïac, 4 décigrammes. F. S. A. des pilules argentées d'un décigramme chaque, ou mêlez et divisez en vingt paquets. La dose est déterminée par le nombre des selles, qui doivent être de deux à quatre par jour.

POTIONS. — Médicament liquide du poids de 120 à 180 grammes, dont la composition varie, et que l'on n'administre que par cuillerées.

Potion tonique et antispasmodique.—Quinquina, 8 grammes, en décoction dans 120 grammes d'eau. Passez et ajoutez: camphre, 3 décigrammes; musc, carbonate de potasse, 6 décigrammes; sirop d'écorces d'oranges, 30 grammes. A prendre par cuillerées de deux heures en deux heures, ou d'heure en heure, dans l'adynamie.

Potion tonique et calmante. — Extrait de quinquina, 2 grammes; nitrate de potasse, 2 décigrammes; laudanum de Sydenham, gut. X; eau, 120 grammes; sirop simple d'écorce d'orange ou d'œillet, 30 grammes. A donner par cuillerées de deux heures en deux heures, ou d'heure en heure, dans l'ataxie.

Potion purgative. Médecine de manne framboisée (Mialhe). — Manne en larmes, purifiée par le charbon, 45 grammes; crème de tartre soluble, 15 grammes; eau distillée, 70 grammes; sirop de framboises, 60 grammes. A prendre en une seule fois. Cette potion purge fort bien, sans coliques. (Cette dose serait pour un adulte; on n'en ferait prendre que le tiers à un enfant de sept ans.)

Potion calmante. — Sulfate de morphine, 25 milligrammes; eau de fleurs d'oranger, 50 grammes; eau de laitue, 100 grammes; sirop de sucre, 40 grammes. Par cuillerées toutes les heures.

Potion antispasmodique. — Sirop d'opium, 15 grammes; de sucre, 10 grammes; eau de fleurs d'oranger, 15 grammes; éther sulfurique, 2 grammes; eau, 100 grammes.

TISANES. — *Tisane amère.* — Sommités de

houblon, 30 grammes; eau bouillante, 1 litre. Affections scrofuleuses.

Autre. — Sommités de germandré ou petite centaurée, feuilles de saponaire, feuilles de houx, de chaque 4 grammes. Faites bouillir dans un litre d'eau : sirop de gentiane, 60 grammes.

Tisane astringente. — Racine de bistorte, racine de tormentille, racine de grande consoude, de chaque, 15 grammes. Coupez et faites bouillir pendant une demi-heure, dans un litre et demi d'eau ou de bouillon de poulet. Passez et ajoutez : Sirop de grande consoude, 60 grammes. À prendre froide, par tasses, dans le jour. Dans les hémorrhagies, le purpura hemorragica, l'hémoptysie, etc.

Tisane diurétique. — Racine de chiendent, racine de fraisier, racine d'asperge, de chaque 8 à 15 grammes; racine de réglisse, 8 grammes. Faites bouillir dans un litre d'eau. On y ajoute souvent 1 gramme de nitre. Dans les œdèmes, anasarques, hydropisies.

Tisane pectorale. — Jujubes, dattes, figues, raisins de Corinthe, 60 ou 90 grammes de ce mélange, en décoction dans un litre et demi d'eau environ, et jusqu'à réduction d'un tiers.

Autre. — Fleurs de mauve, fleurs de coquelicots, fleurs de violettes, environ 4 grammes, ou une petite poignée du mélange, que l'on fait infuser dans eau bouillante, un litre; puis l'on ajoute : Sirop de gomme ou de guimauve, 60 grammes.

Observations. — Les tisanes d'orge, de riz, de racine de guimauve, et en général celles des diverses graines ou racines, se préparent par la décoction d'environ 30 grammes, ou une cuillerée à bouche de ces substances par litre d'eau.

Les tisanes de fleurs de mauve, de bouillon-blanc (molène), d'hysope, etc., de feuilles et fleurs diverses, se préparent par l'infusion de ces substances, à la dose environ de 8 grammes ou d'une pincée (ce que peut saisir l'extrémité des doigts) par litre d'eau bouillante.

Voici la liste des substances les plus actives employées en médecine, et les doses auxquelles elles s'administrent aux adultes. (1)

Acide chlorhydrique, en limonade, comme tempérant. De 2 à 4 grammes, dans un litre d'eau sucrée.

Acide citrique, tempérant, en limonade. 1 à 2 grammes par litre d'eau sucrée.

Acide cyanhydrique pur, poison le plus violent; une goutte tue un chien. Pas d'emploi en cet état en médecine.

Acide cyanhydrique médicinal, ou étendu de six fois son volume d'eau distillée; il est calmant. Deux à six gouttes dans une potion.

Acide nitrique, en limonade : tempérant. 2 à 4 grammes dans 1,000 grammes d'eau sucrée.

Acide oxalique, poison corrosif, même à petite dose; mais il est tempérant. Dose, 1\|2 à 1 gramme, dans 1,000 grammes d'eau sucrée.

Acide phosphorique, se donnait autrefois contre la carie des os, à la dose de 1 à 4 grammes dans une potion.

Acide sulfurique, en limonade; tonique et tempérant. De 12 à 36 gouttes dans 1,000 grammes d'eau sucrée.

Acide tartrique, tempérant; en limonade. De 2 à 4 grammes par litre d'eau sucrée.

Angusture fausse, poison énergique par sa strychnine. Inusité en médecine.

Angusture vraie, stimulant. De 1 à 3 grammes en infusion. Ne pas confondre avec la fausse. *Voyez* les Réactifs.

Aconit Napel, à haute dose, poison violent, mais diurétique à la dose de 5 centigrammes à 2 grammes de poudre, et progressivement.

Ammoniaque, à l'extérieur, caustique; à l'intérieur, stimulant, à la dose de 10 à 30 gouttes dans de l'eau sucrée.

(1) Cette liste est extraite du *Memento pharmaceutique* de M. Deleschamps, pharmacien.

Antimoine diaphorétique, expectorant, à la dose de 50 centigrammes à 2 grammes dans une potion.

Arsénite de potasse, poison violent, excitant, à la dose de 4 à 30 gouttes, progressivement (liqueur de Fowler).

Atropine, poison violent, principe actif de la belladone, antispasmodique. De 1 à 3 milligrammes, progressivement.

Belladone et ses préparations, poison narcotique, antispasmodique. De 2 à 30 centigrammes en pilules, et progressivement.

Brione, purgatif drastique à la dose de 1 à 2 grammes.

Brucine et ses sels, poison violent, stimulant. Doses de 1 à 10 centigrammes, progressivement.

Calomélas, antisyphilitique et purgatif, vermifuge. De 5 centigrammes à 1 gramme.

Cantharides, poison violent; à l'intérieur est vésicant, à l'intérieur stimulant à la dose de 2 à 20 centigrammes.

Carbonates alcalins, à l'intérieur, fondants, diurétiques, de 50 centigrammes à 2 grammes; et pour bains, de 125 à 250 grammes.

Castoréum, antispasmodique puissant. Depuis 5 centigrammes de poudre jusqu'à 1 gramme 1ɪ2.

Cévadille, poison; à l'extérieur, sert à détruire la vermine; à l'intérieur, excitant à la dose de 10 à 50 centigrammes.

Chloroforme anesthésique, stupéfiant, antispasmodique. Doses, 10 à 40 gouttes dans une potion.

Chlorures d'oxydes alcalins, à l'extérieur, désinfectants et antiseptiques sur les plaies cancéreuses; à l'intérieur, à la dose de 20 à 30 gouttes dans l'eau.

Ciguë, poison violent, fondant, stupéfiant. Doses de 5 centigrammes à 1 gramme de poudre.

Codéine, calmant, à la dose de 1 à 10 centigrammes dans une potion.

Colchique, poison violent, drastique, diurétique. Doses de 1 à 5 grammes pour la teinture, de 1 à 10 grammes pour l'extrait.

Coloquinte, purgatif drastique violent. Doses, de 1 à 10 décigrammes.

Cyanure de mercure, poison énergique, s'employant aux mêmes doses que le sublimé corrosif.

Cyanure de potassium, poison, stupéfiant, antispasmodique. Dose, 1 à 2 centigrammes dans un liquide.

Datura stramonium, poison, narcotique, antispasmodique. Doses, 1 centigramme à 1 gramme.

Diascordium, calmant et astringent à la dose de 1 à 4 grammes, et progressivement.

Digitale, poison, calmant et diurétique. Doses, 5 centigrammes à 1 gramme de poudre, et 1 à 10 centigrammes en extrait, et de 10 à 40 gouttes en teinture.

Digitaline, principe actif de la digitale, poison violent. Doses, de 1 à 6 milligrammes.

Eau de laurier-cerise, calmant. Dose, 5 grammes jusqu'à 15 grammes.

Eau de Rabel, astringent, tempérant. Dose, 1 à 4 grammes dans un litre d'eau sucrée.

Eau-de-vie allemande, purgatif drastique. A la dose de 20 à 50 grammes.

Ellébore noir, poison drastique. Dose, 5 centigrammes jusqu'à 1 gramme de poudre.

Ellébore blanc, poison violent, purgatif. La dose, de 5 à 10 centigrammes. Contient de la vératrine.

Emétine médicinale, vomitif. Dose, 25 milligrammes à 10 centigrammes dans une potion.

Emétique, vomitif à la dose de 2 à 20 centigrammes dans un verre d'eau.

Ergotine, extrait de seigle ergoté. Dose, de 10 centigrammes à 1 gramme, progressivement.

Esprit de Mendererus, stimulant, sudorifique. Doses, de 2 à 30 grammes en vingt-quatre heures.

Ether acétique, antispasmodique; employé ordinairement à l'extérieur en frictions ou compresses.

Ether nitrique, antispasmodique, à la dose de 10 à 40 gouttes. — *Ether sulfurique*, antispasmodique, à la dose de 10 à 40 gouttes.

Euphorbe, poison rubéfiant et vésicant. Usité seulement à l'extérieur.

Huile de croton Tiglium, 1 à 2 gouttes comme purgatif; et à l'extérieur, comme éruptif, de 1 à 5 grammes, et plus.

Huile d'épurge, purgatif à la dose de 5 à 10 gouttes, et rubéfiant à l'extérieur.

Hydriodate de potasse, fondant, de 5 décigrammes à 5 grammes à l'intérieur, et progressivement.

Iode, poison énergique, excitant, fondant; à l'intérieur, de 5 à 50 milligrammes.

Iodure de mercure, antisyphilitique et fondant. De 1 à 10 centigrammes.

Ipécacuanha, vomitif. Doses, 6 à 15 décigrammes. Expectorant à doses plus faibles.

Jalap, purgatif drastique. De 1 à 5 grammes de poudre.

Jusquiame, poison, narcotique. Doses, de 1 à 5 décigrammes de poudre.

Kermès minéral, expectorant. De 5 centigrammes à 1 gramme.

Lactucarium de la laitue vireuse, calmant. De 1 à 2 décigrammes.

Laudanum de Sydenham, calmant. 10 à 20 gouttes dans une potion; 20 gouttes représentent 5 centigrammes, extrait gommeux d'opium.

Laudanum de Rousseau. 5 à 10 gouttes dans une potion; 7 gouttes égalent 5 centigrammes, extrait gommeux d'opium.

Morelle noire, narcotique. Ne s'emploie qu'à l'extérieur.

Morphine et ses sels, poison, narcotique, calmant. De 1 à 5 centigrammes dans une potion. (L'hydrochlorate de morphine, pour usage externe sur la plaie d'un vésicatoire, de 1 à 5 centigrammes.)

Nicotiane, poison narcotico-âcre. Dose, dans l'asphyxie, 2 à 5 grammes en lavement.

Nitrate d'argent, cautérisant, astringent à l'intérieur. Doses, de 1 à 10 centigrammes.

Oxyde de bismuth (sous-nitrate), antispasmodique. Doses, de 1 à 5 grammes.

Phellandrie, semences, narcotique et fébrifuge. Doses, de 5 décigrammes à 2 grammes de poudre.

Poligala, expectorant à faibles doses. De 2 à 10 grammes pour un litre d'eau (à haute dose, émétique).

Quinine, fébrifuge. De 1 à 6 décigrammes.

Résine de gaïac, stimulant, sudorifique. A la dose de 1 à 2 grammes.

Résine de jalap, purgatif drastique. De 1 à 6 décigrammes.

Rue odorante, emménagogue. Doses, 5 grammes en infusion dans un litre d'eau.

Sabine, emménagogue. Doses, de 1 décigramme à 1 gramme de poudre, et de 2 à 10 gouttes pour l'huile.

Scammonée, purgatif drastique, à la dose de 3 à 15 décigrammes dans une potion.

Scille maritime, diurétique. A la dose de 1 à 6 décigrammes.

Sublimé corrosif, poison violent, antisyphilitique. De 3 à 25 milligrammes.

Sulfate de fer, astringent énergique. Doses, à l'intérieur, de 5 centigrammes à 1 gramme, et progressivement.

Strychnine et ses sels, poison des plus violents, excitant tétanique. Depuis 5 milligrammes jusqu'à 25 milligrammes, et progressivement.

Turbith végétal, purgatif drastique. De 1 à 4 grammes de poudre.

Vératrine, poison violent. Doses, de 5 milligrammes à 5 centigrammes, et progressivement.

PREMIÈRE PARTIE

ANATOMIE.

I. L'anatomie, du grec *anatemno* (couper, disséquer), est la science de la structure des êtres organisés.

Les différentes parties du corps humain, de même que celles de grands animaux, sont *liquides* ou *solides*. Les liquides sont : le sang, la lymphe, l'urine, la bile, la salive. — Les solides sont : les os, les cartilages, les vaisseaux, les muscles, etc.

II. Une partie quelconque du corps par laquelle se manifeste un phénomène est appelée un *organe*. — Plusieurs organes, concourant à produire le même phénomène, forment ce qu'on appelle un *appareil*.

Classification des Appareils.

Sous le rapport physiologique ou fonctionnel, tous les appareils de l'économie animale se rangent en deux groupes : l'*un* a pour but la conservation de l'individu, et comprend les *appareils de relation* et de *nutrition*, et l'*autre*, la conservation de l'espèce. Il est représenté par les *organes sexuels* répartis sur deux individus (mâle et femelle).

APPAREIL DE RELATION. — Il a pour but de mettre l'individu en rapport avec les objets extérieurs, et comprend les *appareils des sensations* et de la *locomotion*.

APPAREILS DES SENSATIONS. — Il est constitué :

1° par les organes des sens, au nombre de cinq (tact ou toucher, ouïe, vue, odorat et goût) chez l'homme et la plupart des animaux ; 2° par le cerveau, le cervelet, la moelle épinière et les nerfs.

APPAREIL DE LA LOCOMOTION. — Il comprend les *os* ; organes passifs, qui représentent de véritables leviers, et des *muscles*, qui font mouvoir ces leviers.

APPAREIL DE NUTRITION. — Il a pour but le travail vital par lequel les diverses parties du corps des êtres organisés renouvellent les matériaux dont ils se composent. Il comprend les appareils : 1° de la digestion, 2° de l'absorption, 3° de la respiration, 4° de la circulation, 5° de l'excrétion.

APPAREIL DE LA RESPIRATION. — Il est composé des *poumons* et d'un conduit aérifère constitué par les bronches, la trachée, le larynx et les fosses nasales.

APPAREIL D'EXCRÉTION. — Cet appareil a pour usage d'extraire du sang et de porter au dehors : 1° Les vieux matériaux provenant de la décomposition des principes nutritifs ; 2° les principes délétères accidentellement introduits dans ce liquide vivant.

DIVISION DU SQUELETTE. — Les os forment un tout, ou un système, dont les différentes parties sont contiguës entre elles. Leur assemblage constitue le squelette, ou espèce de charpente solide, qui soutient tout l'édifice animal. Il existe chez les mammifères, les reptiles et les poissons.

DIVISION. — Le squelette est dit naturel, lorsque les diverses pièces qui le composent sont unies par leurs ligaments préparés et desséchés ; il prend, au contraire, le nom d'*artificiel* quand ces os sont unis par des liens artificiels, tels que des fils métalliques, des cordes à boyaux, etc.

Le squelette se divise en *tronc* et en *membres,* ou *appendices.*

Le tronc se subdivise en : extrémité *supérieure,* ou tête; extrémité *inférieure,* ou bassin, et partie *moyenne,* constituée par le thorax et la colonne vertébrale.

La tête comprend le crâne et la face. Le crâne, qui contient le cerveau, le cervelet, et leurs enveloppes (dure-mère, arachnoïde et pie-mère), se divise en *voûte,* ou partie supérieure, et en *base,* ou partie inférieure.

Il se compose de huit os; dont quatre impairs et médians; ce sont : en haut et en avant, le *frontal* ou coronal; en haut ou en arrière, l'*occipital ;* en bas et en avant, l'*ethmoïde,* qui concourt aussi à la formation de la face ; en bas et au milieu, le *sphénoïde,* qui sert en quelque sorte de coin à tous les autres.

Quatre pairs ou latéraux; ce sont : en haut, les deux *pariétaux,* et en bas les deux *temporaux.* Il existe, en outre, dans leurs articulations, de petits os surnuméraires, qu'on nomme *os vormiens.*

La face, qui présente cinq grandes cavités destinées à loger les organes de la *vision* (fosses orbitaires), de l'*olfaction* (fosses nasales), et de la *gustation* (bouche), est composée de quatorze os, et se divise en mâchoires *supérieure* et *inférieure.*

L'os maxillaire inférieur, disposé en forme de fer à cheval, constitue, à lui seul, la mâchoire inférieure.

La mâchoire supérieure se compose donc de treize os; savoir : les *os maxillaires supérieurs,* qui sont les plus volumineux, et sur lesquels viennent appuyer tous les autres; les os de la *pommette,* qui forment la partie saillante des joues ; les os *palatins ;* les os propres *du nez* ou *nasaux;* les os *unguis* ou *lacrymaux*; les cornets inférieurs et le *vomer*, qui est impair et forme avec la lame perpendiculaire de l'ethmoïde la cloison des fosses nasales. On l'a comparé au soc de la charrue.

Bassin. — Il termine au bas le tronc, et se compose de quatre os, qui sont : 1º En arrière et sur la ligne médiane, le *sacrum*; 2º au-dessous du sacrum, le *coccyx*; 3º en avant, et sur les côtés, les deux os *iliaques* ou *coxaux*; chez l'enfant, ces os présentent plusieurs pièces : ainsi, l'os coxal en a trois, le sacrum cinq, et le coccyx trois ou quatre. Ce dernier, qui est en quelque sorte à l'état rudimentaire chez l'homme, prend un grand accroissement chez certains animaux et constitue, chez eux, la *queue*.

Le bassin renferme et protége surtout le *rectum*, la *vessie* et les *organes génitaux* internes.

Colonne vertébrale. — La colonne vertébrale, vulgairement appelée *échine*, est une espèce de tige osseuse, située sur la ligne médiane postérieure et intermédiaire à la tête et au bassin. Elle est creusée, dans son épaisseur et dans toute sa longueur, d'un canal (canal vertébral), qui se continue par le trou occipital, avec la cavité crânienne, et, en bas, avec le canal sacré, qui est dans l'épaisseur du sacrum. La colonne vertébrale est destinée à loger et à protéger la moelle épinière et ses enveloppes membraneuses, qui sont la continuation de celles du cerveau. De chaque côté, elle présente une série de trous (trous de conjugaison), qui livrent passage aux nerfs qui naissent de la moelle.

Cette tige osseuse se compose de vingt-quatre pièces, qu'on nomme vertèbres, et que l'on divise en trois régions : cervicale, dorsale et lombaire. La plupart des naturalistes en comptent cinq, parce qu'ils rangent dans la colonne vertébrale les régions sacrée et coccygienne. La région cervicale a sept vertèbres, la région dorsale douze, et la région lombaire cinq.

La poitrine ou *thorax*. — C'est une espèce de cage osseuse, destinée à contenir le cœur et les poumons ; elle est formée :

1° En arrière et sur la ligne médiane, par les douze *vertèbres dorsales* ;

2° En avant et sur la ligne médiane, par le *sternum* et son *appendice xiphoïde* ;

3° Latéralement, par les *côtés* et leurs *cartilages* de prolongement, au nombre de douze de chaque côté.

Membres. — On les distingue en *supérieurs* ou *thoraciques*, et en *inférieurs* ou *pelviens*.

Les membres supérieurs comprennent : 1° L'épaule, composée de deux os : *clavicule* et *omoplate* ; 2° le bras, qui n'a qu'un seul os : l'*humérus* ; 3° l'avant-bras, qui est composé de deux os : le *radius*, qui est au-dehors, et le *cubitus*, qui est au dedans ; 4° la main, qui est formée de vingt-sept os et subdivisée en trois parties : *carpe*, *métacarpe* et *doigts*.

Le *carpe* a huit os, disposés sur deux rangées, *supérieure* et *inférieure*. La première contient quatre os : le *scaphoïde*, le *semi-lunaire*, le *pyramidal*, et le *pisiforme* ; la deuxième rangée en possède quatre aussi : le *trapèze*, le *trapézoïde*, le *grand os*, et l'*os crochu*.

Le *métacarpe* est composé de cinq os, placés parallèlement les uns à côté des autres. On les distingue par leur nom numérique : le premier, deuxième, troisième, quatrième et cinquième, en commençant par celui du pouce.

Les *doigts* ont pour charpente trois petits os, articulés à l'extrémité les uns des autres, et nommés *phalanges*. La première, c'est-à-dire la plus grande, et qui s'articule supérieurement avec le métacarpe, s'appelle *phalange proprement dite*; celle qui vient immédiatement après prend le nom de *phalangine*, et la troisième celui de *phalangette* ou phalange inguéale, parce qu'elle supporte l'ongle. Le pouce n'a que deux phalanges.

Membres inférieurs. — Comme les membres thoraciques, ils se divisent en quatre parties, savoir :

1ª La *hanche*, qui est l'analogue de l'épaule; elle n'a qu'un seul os qui fait partie du bassin, c'est l'*os coxal*;

2° La *cuisse*, qui est l'analogue du bras; elle n'a qu'un seul os, qui s'appelle *fémur*;

3° La *jambe*, qui représente l'avant-bras; elle est formée essentiellement de deux os fortement unis entre eux. L'un, placé en dedans, plus gros que l'autre, s'appelle *tibia*; le deuxième, situé en dehors, se nomme *péroné*;

A ces deux os, il faut en ajouter un troisième, qui est placé au-devant de l'articulation tibio-fémorale, et qui, en réalité, appartient plutôt au genou qu'à la jambe, c'est la *rotule*;

4° Le *pied*, qui est l'analogue de la main, et se compose de vingt-six os comme celle-ci; il se partage en trois régions : *tarse, métatarse et orteils.*

Le *tarse*, qui est l'analogue du carpe, renferme sept os disposés sur deux rangées : *postérieure* et *antérieure.*

La rangée postérieure n'a que deux os : l'*astragale*, qui seul s'articule avec les deux os de la jambe, et le *calcaneum*, qui, en arrière du pied, forme une saillie considérable connue sous le nom de talon.

La deuxième rangée se compose du *cuboïde* en dehors, du *scaphoïde* en dedans, et au-devant de celui des trois *cunéiformes,* distingués en grand, moyen et petit.

Le *métatarse,* qui est l'analogue de métacarpe, se compose, comme lui, de *cinq os,* que l'on distingue en premier, deuxième, troisième, quatrième, cinquième, en commençant par le gros orteil.

Quant aux orteils, ils ont le même nombre ue phalanges et comportent les mêmes divisions que les doigts; en un mot, tout ce que nous avons dit à l'occasion de ces derniers est applicable aux premiers.

DEUXIÈME PARTIE

PHYSIOLOGIE.

La physiologie (du grec *physis*, nature, et *logos*, discours) est la science qui traite de la vie et des fonctions par lesquelles elle se manifeste. Elle comprend l'étude des fonctions *vitales* (mobilité, sensibilité, etc.), des fonctions de *relation* (locomotion, sens), des fonctions de *nutrition* et de *reproduction*. Elle diffère essentiellement de l'anatomie, qui ne traite que de la structure des organes, abstraction faite du jeu de l'organisme.

§ I. — *Fonctions de la vie.*

On donne le nom de *fonctions* aux actes qui résultent de l'activité des organes chez les êtres animés (animaux ou végétaux) ; telles sont : la *digestion*, la *circulation*, la *respiration*, etc.

L'homme individuel se conserve, établit des rapports convenables avec les êtres qui l'environnent, enfin perpétue son espèce ; de là trois grandes classes de fonctions : fonctions de *nutrition*, de *relation* et de *reproduction*.

I. A la classe des fonctions de *nutrition* se rapportent :

1° La *digestion*, qui fait subir aux aliments une élaboration essentielle ;

2° L'*absorption*, qui fabrique le chyle avec les aliments ainsi élaborés, et les transporte dans le torrent de la circulation ;

3° La *respiration*, qui accomplit la fabrication du sang en combinant le chyle et les autres humeurs avec un élément constituant de l'air atmosphérique ;

4° La *circulation,* qui conduit le sang dans la profondeur de toutes les parties ;

5° La *nutrition,* qui incorpore ce fluide aux organes, dont il doit opérer l'accroissement ou réparer les pertes ;

6° Enfin, les *sécrétions,* qui, en même temps qu'elles fabriquent avec le sang des humeurs nouvelles servant à divers usages de l'économie, rejettent au dehors, par différentes voies, les débris de la nutrition.

II. Les fonctions qui établissent les rapports de l'individu avec les êtres environnants sont au nombre de trois :

1° Les *sensations,* qui l'avertissent de leur présence ;

2° Les *mouvements,* qui l'en approchent ou l'en éloignent ;

3° La *voix* ou la *parole,* qui fait communiquer l'homme avec ses semblables, sans qu'il ait besoin de se déplacer.

Tel est l'ensemble des opérations de l'économie par lesquelles la vie s'entretient chez l'individu.

III. L'homme se reproduit :

Par la *génération,* qui exige le concours des deux sexes.

Résumons en quelques mots le mécanisme des principales fonctions : *Digestion, respiration,* et *circulation.*

§ II. — *Mécanisme de la digestion.*

Voici comment il s'opère chez l'homme :

Après le travail préliminaire de la *mastication* et de l'insalivation, les aliments sont transmis par la *déglutition* à l'œsophage, qui les conduit da s l'estomac, où ils pénètrent par un orifice appelé *cardia*. Là, le bol alimentaire est dissous par le suc gastrique ; il subit en même temps de douces pressions de la part des parois membraneuses et contractiles de l'estomac ; soumis à l'influence d'une chaleur de 40° et de l'humidité, il se trouve, au bout de quatre à cinq heures, converti en une pulpe grisâtre et homogène qu'on appelle le *chyme*. Celui-ci passe, par petites portions, à travers une ouverture nommée *pylore*, dans le premier intestin ou *duodénum*, où sa présence produit une excitation qui détermine un afflux de bile et de fluide pancréatique, dont le contact lui fait subir une *seconde digestion*. Ainsi élaborée par ces fluides, la masse chymeuse est poussée dans l'intestin grêle, où les vaisseaux *chylifères* ou *absorbants* en extraient les éléments nutritifs, qui, sous le nom de *chyle*, sont portés dans le torrent de la circulation. A mesure qu'il fournit à l'absorption, le chyme prend une couleur plus foncée et une consistance plus grande ; modifié encore par les mucuosités intestinales, il arrive au gros intestin, où il se durcit, se colore de plus en plus, et acquiert une fétidité qu'il n'avait pas alors ; enfin, parvenu au rectum, il est rejeté au dehors par les contractions des muscles de l'anus.

§ III. — *Mécanisme de la respiration.*

La *respiration* a pour objet d'introduire dans les poumons l'air atmosphérique, afin de mettre les matériaux du sang (sang veineux mêlé à la lymphe et au chyle) en contact avec cet air, pour en compléter l'hématose, et donner au liquide les qualités vivifiantes propres au sang artériel. Les organes chargés de cette fonction sont les *poumons*.

Les divers organes qui concourent au phénomène de la respiration chez l'homme sont : 1° le
pharynx ou arrière-bouche, qui reçoit de l'air de la
bouche ou des fosses-nasales, et le transmet au
larynx ; 2° le *larynx*, qui le transmet à la trachéé-
artère, laquelle n'en est que le prolongement ;
3° la *trachée-artère*, qui se divise en deux canaux
appelés *bronches*, lesquels, en se ramifiant à l'in-
fini, forment les *poumons*, où l'air va purifier le
sang. Le mécanisme de la respiration est tout entier dans les mouvements successifs de contraction
et de dilatation de la poitrine, et, par suite, des
poumons ; mouvements qui produisent l'expiration
et l'aspiration (inspiration) de l'air atmosphérique.

La respiration est une fonction d'une nécessité
indispensable. Cette fonction commence et finit
avec l'être animé ; car si elle est suspendue quelque temps, il périt asphyxié. Cette asphyxie peut
arriver de six manières différentes : 1° si le sujet
est plongé dans le vide ; 2° s'il inspire un gaz im-
propre à la respiration ; 3° s'il est plongé dans
l'eau ; 4° si l'on s'oppose à l'introduction de l'air
dans les poumons ; 5° si l'on opère la section des
nerfs qui portent le sentiment à cette fonction ;
6° par la suppression des puissances musculaires
elles-mêmes.

§ IV. — *Circulation du sang.*

La *circulation du sang* consiste dans le mouvement successif et presque circulaire du sang, qui
est poussé dans les artères par le cœur, et rap-
porté ensuite à cet organe pour en partir de nouveau.

Nous ne pouvons parler ici des sensations dont

l'âme est le principe; mais nous croyons être agréable à nos pieux lecteurs en reproduisant un savant article de feu le docteur B. Lunel, sur la question toujours ancienne, mais toujours nouvelle et intéressante, de l'âme.

L'âme est cette substance spirituelle qui est le siége de la pensée, le principe du mouvement, des sensations, de l'intelligence et de la volonté chez l'homme.

L'âme est la *vie intellectuelle de l'homme,* c'est le mobile invisible auquel obéit le corps pour accomplir les desseins de la pensée ; c'est ce pouvoir intérieur qui relient, dirige et sollicite les mouvements irréfléchis de l'instinct.

Nous allons traiter successivement de la *spiritualité de l'âme;* de son *immortalité;* puis essayer de résoudre les cinq questions suivantes :

1° *Comment l'âme communique-t-elle avec le corps? Où réside-t-elle?* 3° *Quand s'est-elle unie au corps?* 4° *Que devient l'âme après la mort?* 5° *Les animaux ont-ils une âme?* Enfin nous terminerons par un résumé succinct des systèmes des philosophes anciens et modernes sur la nature de l'âme.

I. Spiritualité de l'ame. — En appelant l'âme *spirituelle,* nous entendons qu'elle est *simple, immatérielle, incorporelle.* Il n'y a point de preuves plus solides, selon nous, de la spiritualité de l'âme, que celles qu'on a tirées de son *unité* et de son *identité.*

• 1° Sans *unité,* point de conscience; sans conscience, point de pensée, point de facultés intellectuelles et morales; en un mot point de *moi.* Je ne suis, à mes propres yeux, qu'autant que je sens, que je connais ou que je veux ; et, réciproquement, je ne puis sentir, penser ou vouloir qu'autant que je suis, ou que l'unité de ma personne subsiste au milieu de la diversité de mes facultés et de la variété infinie de mes manières d'être. Cette unité est *réelle*, c'est-à-dire *substantielle*, puisqu'elle se sent *vouloir, agir et agir librement*. C'est de plus une *unité indivisible*, puisqu'en elle se réunissent et subsistent en même temps les *idées*, les *impressions* les plus diverses et souvent les plus opposées.

Par exemple, quand je doute, je conçois simultanément l'affirmation et la négation ; quand j'hésite, je suis partagé entre deux sollicitations contraires, et c'est encore moi qui décide. 2° Nous n'avons pas seulement conscience d'un *moi*, d'un *moi* toujours un au milieu de la variété de nos modes et de nos attributs ; nous savons aussi être toujours la même personne, malgré les manifestations si diverses de nos facultés et la rapide succession des phénomènes de notre existence. Notre *identité* ne peut pas plus être mise en doute que notre *unité* ; elle n'est pas autre chose que notre unité elle-même considérée dans la snccession au lieu de l'être dans la variété ; et, si l'on voulait la nier malgré l'évidence, il faudrait nier aussi la *liberté*, qui est impossible sans *intelligence* et les plus nobles sentiments du cœur, dont le souvenir, c'est-à-dire l'identité de notre personne, est la condition indispensable. Nos organes, au contraire, ne demeurent les mêmes ni par la forme ni par la substance. Au bout d'un certain nombre d'années, ce sont d'autres molécules, d'autres dimensions, d'autres couleurs, un autre volume, un autre degré de vitalité, d'autres organes enfin qui ont pris la place des premiers. Ainsi notre *corps* se dissout et se reforme plusieurs fois durant la vie ; tandis que le *moi* se sait toujours le même et embrasse dans une seule et même pensée toutes les périodes de son existence. Ce fait est le résultat des expériences les plus positives. Aux deux preuves que nous venons de citer, nous ajouterons une observation générale, qui servira peut-être à les compléter et à séparer plus nettement le *moi* de l'*organisme*.

C'est qu'il n'existe pas la moindre analogie entre les actes et les phénomènes produits par le *moi* et les fonctions purement organiques. Celles-ci, quoi qu'on fasse, ne sauraient être connues sans les organes et ne sont elles-mêmes que des mouvements matériels. Qui pourrait se faire une idée exacte de la respiration sans songer aux poumons ? Qui pourrait se représenter la circulation du sang sans songer au cœur, aux artères et aux veines ! Tout au contraire, nous pouvons parfaitement distinguer tout ce qui est de l'âme de tout ce qui est du corps, tout ce qui est de nos facultés intellectuels et morales d'avec tout ce qui est de notre organisme matériel. Ces simples notions nous rapellent la magnifique définition de l'homme par Mgr de Bonald : « *L'homme est une intelligence servie par des organes* (1). »

II. Immortalité de l'âme. — La raison, d'accord avec la révélation, prouve cette vérité, qui, avec la foi dans l'Eternel, est la base de toute religion.

Les preuves de l'immortalité de l'âme peuvent

(1) Quoique nous admirions cette définition de Mgr de Bonald, nous la regardons cependant comme incomplète, car si l'âme est servie, elle est aussi gênée par les organes. Toutefois, nous devons conclure, selon la Foi, que le souffle du Créateur établit, secrètement, l'équilibre entre l'âme et le corps, jusqu'à ce que cet équilibre soit enfin rompu par la mort.

A II

être réduites à trois : 1° l'immatérialité de l'âme, 2° le désir inné de l'immortalité ; 3° la justice infinie de Dieu.

1° *L'immatérialité de l'âme.* — Le corps, qui se compose de parties, doit périr par la dissolution des éléments qui le constituent ; c'est un effet inévitable de l'action constante des forces naturelles sur tout ce qui est matériellement organisé ; mais, l'âme étant immatérielle, c'est-à-dire sans aucun mélange de matière, en vertu de sa nature, elle ne peut mourir, puisque la mort n'est qu'une décomposition de parties ; donc elle est *immortelle*, par cela même qu'elle est *spirituelle*.

2° *Le désir inné de l'immortalité.* — L'âme désire, naturellement, un bonheur qui se prolonge au-delà de cette vie ; ce désir, que nous apportons en naissant, ne vient que de Dieu qui, étant infiniment bon, infiniment juste, ne peut nous tromper : l'âme est donc immortelle.

3° *La justice infinie de Dieu.* — Nous savons qu'un être infiniment juste doit rétribuer chacun selon ses œuvres ; or, il arrive fréquemment, en ce monde, que la vertu ne reçoit pas sa récompense, et que le crime reste quelquefois impuni. Donc, cette rétribution n'étant pas équitable ici-bas, il doit y avoir une vie ultérieure qui répare les iniquités de la vie présente et traite chacun selon ses œuvres. Enfin il est impossible d'expliquer le but de l'existence, si l'on retire à la vie actuelle ce complément si nécessaire d'une vie ultérieure.

« Si tout meurt avec le corps, dit Massillon, il faut que l'univers prennent d'autres lois, d'autres mœurs, d'autres usages, et que tout change de face sur la terre. Si tout meurt avec le corps, les maximes de l'équité, de l'amitié, de l'honneur, de la bonne foi, de la reconnaissance, ne sont donc plus que des erreurs populaires, puisque nous ne devons rien à des hommes qui ne nous sont rien, auxquels aucun nœud commun de culte et d'espérance ne nous lie, qui vont demain retomber dans le néant, et qui ne sont déjà plus. Si tout meurt avec nous, les doux noms d'enfant, de père, d'ami, d'époux, sont donc des noms de théâtre et de vains titres qui nous abusent ; puisque l'amitié, celle même qui vient de la vertu, n'est plus un lien durable ; que nos pères, qui nous ont précédés, ne sont plus ; que nos enfants ne seront point nos successeurs ; car le néant, tel que nous devons être un jour, n'a point de suite ; que la société sacrée des noces n'est plus qu'une union brutale, d'où, par un assemblage bizarre et fortuit, sortent des êtres qui nous ressemblent, mais qui n'ont de commun avec nous que le néant. Que dirai-je encore ? Si tout meurt avec nous, les Annales domestiques et la suite de nos ancêtres n'est donc plus qu'une suite de chimères, puisque nous n'avons point d'aïeux, et que nous n'aurons point de neveux. Les soins du nom et de la Postérité sont donc frivoles ; l'honneur qu'on rend à la mémoire des hommes illustres, une erreur puérile, puisqu'il est ridicule d'honorer ce qui n'est plus ; la religion du tombeau, une illusion vulgaire ; les cendres de nos pères et de nos amis, une vile poussière qu'il faut jeter au vent et qui n'appartient à personne ; les dernières intentions des mourants, si sacrées parmi les peuples les plus barbares, le dernier son d'une machine qui se dissout ; et pour tout dire en un mot, si tout meurt avec nous, les lois sont donc une servitude insensée ; les rois et les souverains, des fantômes que la faiblesse des peuples a élevés ; la justice une usurpation sur la liberté des hommes ;

la loi des mariages, un vain scrupule ; la pudeur, un préjugé ; l'honneur et la probité, des chimères ; les incestes, les parricides, les perfidies noires, des jeux de la nature et des noms que la politique des législateurs a inventés. »

Oui, l'immortalité de l'âme est la seule sanction possible de toutes les idées religieuses, et sans elle la conscience, le juste et l'injuste sont des mots vides de sens. — On a dit que *l'intelligence était le produit de l'organisation* ; « mais l'organisation, elle-même, dit Pariset, ne serait-elle pas le produit de l'intelligence ? De ces deux propositions, quelle est la plus probable ? Si l'on en croit la géologie, et comment n'y pas croire ? la race humaine serait d'assez nouvelle date sur le Globe. Or, comment s'expliquer l'apparition du premier homme ? Pour le former, il a fallu de deux choses l'une : ou que ses molécules constitutives se fussent concertées, pour se faire, celles-ci *os* ou *muscles* ; celles-là *nerfs* ou *vaisseaux*, etc., ou qu'une force intelligente les ait réunies ou coordonnées. De ces deux suppositions, quelle est encore la plus probable ? Pour moi, je me déclare, sans hésiter, pour la seconde ; et, bien que ma raison n'y comprenne rien du tout, il est démontré pour moi qu'une force extra-matérielle et souveraine a créé l'homme, comme le dit Moïse, et l'a créé non pas enfant, mais tout développé et muni de toutes les forces de l'esprit et du corps. Sans cela, comment se serait-il conservé ? Ce que je dis de l'homme, je l'entends de tous les animaux et de tous les êtres organisés ; de sorte que, pour moi, c'est une vérité incompréhensible, mais incontestable : qu'originellement, c'est l'intelligence qui a ordonné ; c'est la matière qui a obéi. Ce premier miracle subsiste encore et subsistera toujours. Jetez-vous dans mille et mille arguties pour échapper à ce fait, pour le commenter, le diminuer, l'anéantir, vous ne l'anéantirez pas. Il vous enlace, il vous subjuge ; il vous apprend qu'au-delà de la matière il est des forces qui la mettent en œuvre et de qui elle tient toutes ses propriétés. »

1re QUESTION. — *Comment l'âme s'unit-elle avec le corps?* — Différents systèmes ont été imaginés pour résoudre cette question.

La théorie des *causes occasionnelles*, dont Descartes passe pour être l'auteur, consiste à admettre que « le corps et l'âme n'agissent pas l'un sur l'autre; mais qu'à chaque détermination de l'un, Dieu veut produire dans l'autre une détermination correspondante. » Cette assertion, on ne peut plus arbitraire, supprime le fait au lieu de l'expliquer et fait participer Dieu à toutes les actions criminelles de l'homme.

L'*harmonie préétablie* de Leibnitz, qui admet que « le corps et l'âme, antérieurement à leur union, ont été prédéterminés par Dieu à produire une suite de mouvements et d'actes de manière que les mouvements de l'un coïncidassent avec ceux de l'autre, sans que pour cela il y eût réciprocité d'action. » Pour Leibnitz, le corps et l'âme sont deux pendules fabriquées avec tant d'art qu'elles marchent toujours ensemble et n'offrent jamais la plus petite différence entre l'indication des heures. Ce système n'est pas moins arbitraire que celui de Descartes, sans compter qu'il détruit la liberté humaine.

L'hypothèse de *l'influx physique* d'Euler, suivant laquelle *les deux natures influent l'une sur l'autre à la manière des objets naturels*, matérialise l'âme et n'explique rien.

Le *médiateur plastique de Cudworth*, substance

intermédiaire, être d'une double nature qui, tenant à la fois de l'âme et du corps, peut servir de médiateur entre ces deux principes opposés (Cudworth) (1). Ce n'est guère autre chose que les *esprits animaux* des physiologistes et des philosophes du XVIIe siècle ; l'*archée* de Van-Helmont ; la *flamme vitale* de Willis. Enfin, la plupart des philosophes spiritualistes se sont contentés d'admettre, sans l'expliquer, l'influence naturelle que les deux substances exercent l'une sur l'autre.

2e QUESTION. — *Quel est le siége de l'âme ?* — Les philosophes et les physiologistes se sont beaucoup préoccupés de cette question. La majeure partie a cru que c'était dans le cerveau que l'âme devait résider. Descartes avait choisi la glande pinéale, sous prétexte qu'elle est seule dans le cerveau et qu'elle y est comme suspendue, de manière à se prêter facilement à tous les mouvements exigés par les phénomènes intérieurs. D'autres ont donné la préférence au centre oval, au corps calleux. Mais, il résulte des recherches et des expériences du célèbre Lorry que ce n'est ni dans le cerveau, ni dans le cervelet, ni dans le corps calleux que

---

(1) Quelques lecteurs pourront croire que le docteur Lunel penchait pour le système du *médiateur plastique*. Mais, dans ce cas, nous ne saurions être de son avis. Ce système n'éclairait pas mieux la difficulté que les autres. L'hypothèse d'une substance intermédiaire entre l'âme et le corps est tout à fait gratuite. Fût elle prouvée, il faudrait encore expliquer comment peut s'opérer, dans cette substance, l'union de l'esprit et de la matière. Nous devons donc nous borner à répéter le mot de Pascal : « L'homme est à lui-
» même le plus prodigieux objet de la nature ; car il ne
» peut concevoir ce que c'est qu'un corps, ce que c'est qu'un
» esprit ou comment un corps peut être uni à un esprit. Et
» cependant, c'est son être. » (Note de l'abbé SAURET.)

réside le principe du sentiment, puisqu'on peut détruire, enlever, affecter diversement ces parties, sans produire des morts subites, sans donner lieu à des convulsions, au désordre complet des fonctions animales. Ainsi, il semble plus conforme à l'observation de ne fixer le siége de l'âme dans aucune des parties du cerveau; mais de la croire tout entière dans toutes les parties sensibles du corps et principalement à l'origine des nerfs, de la moelle allongée et de l'épine, qui ne peuvent être attaquées sans que la mort ait lieu, soit chez l'homme, soit chez les animaux. Ce qu'il y a de très-certain, c'est que quand le corps est à l'état normal, l'âme est souvent bien portante; mais s'il vient à perdre cet état, le principe des sensations est bientôt affecté; de même lorsque la sensibilité est trop émue et qu'à la suite de quelque passion violente l'âme est blessée, son enveloppe souffre, et souvent on voit le chagrin et tous les maux qui en sont la suite porter les plus graves atteintes à l'organisme.

3ᵉ QUESTION. — *Quelle est l'origine de l'âme ?* — Un assez grand nombre de philosophes ont pensé que « notre vie actuelle n'est que la conséquence d'une vie antérieure ; que, par conséquent, toutes les âmes ont existé avant d'appartenir à ce monde, et que chacune d'elles, poussée par une force irrésistible, choisit naturellement le corps dont elle est digne par son existence passée. Ce sentiment, très-répandu en Orient, enseigné par Pythagore, éloquemment développé dans les dialogues de Platon, adopté par quelques Pères de l'Eglise, entre autres par Origène, est celui qu'on appelle le dogme de la *préexistence.* » La plupart des théologiens, au contraire, enseignent que Dieu crée une nouvelle âme pour chaque nouveau corps, et que par conséquent, le nombre des naissances décide absolument du nombre des âmes. Enfin, une dernière hypothèse est celle d'après laquelle « toutes les âmes, après avoir existé en germe dans notre premier père, se propagent, comme les corps, par la génération physique. » Tertullien soutint d'abord cette doctrine, que Luther reprit au commencement du XVIe siècle, la trouvant conforme au dogme du péché originel, et qui fut aussi défendue par Leibnitz, l'un des plus grands philosophes des temps modernes (1).

4e QUESTION. — *Que devient l'âme après la mort?* — Les disciples de Leucippe, de Démocrite et d'Épicure, chez les anciens ; les matérialistes Holbach, La Mettrie, Broussais, et quelques autres chez les modernes, ne distinguaient guère l'âme du corps, puisqu'ils croyaient qu'elle mourait avec lui ; mais la plupart des philosophes, d'accord d'ailleurs avec les diverses religions, ont admis une vie nouvelle pour l'âme après la mort ; vie dans laquelle elle est récompensée ou punie, selon qu'elle a mérité au démérité dans celle-ci. Dans la religion de Zoroastre, on prétendait que les âmes animaient successivement plusieurs corps; c'est-à-dire que,

(1) Le grand nom de Leibnitz ne suffit pas, à notre avis, pour réhabiliter la doctrine de la *préexistence des âmes.* Elle fut condamnée dans le sens d'Origène, par le Pape Anastase Ier, vers l'an 400, et par le 2e Concile œcuménique de Constantinople, en 553. Dans quelque autre sens qu'on l'entende, elle est tout à fait gratuite; elle paraît peu conforme à la sagesse de Dieu et à la raison; et elle est entièrement opposée à l'enseignement des théologiens, dont la doctrine sur cette question, se trouve exprimée par l'aphorisme suivant : *Mens creando infunditur, infundendo creatur.* (Note de l'abbé SAURET)

dans cette hypothèse, l'homme se voyant mourir sans avoir, au gré de ses vœux, goûté la vie, reportait son espérance sur l'essai d'une autre vie, à l'épreuve d'une nouvelle forme. Ce système de la *métempsycose*, faussement attribué à Pythagore, est l'ébauche imparfaite du dogme de l'immortalité de l'âme, qui s'est présenté le plus naturellement et le premier, peut-être, à l'esprit humain.

Toutes les religions ont proclamé que le retour de l'âme à Dieu ne s'opère pas immédiatement ; que si, lors de son court passage dans le corps, elle s'est mêlée et salie à la chair au point d'entraîner après elle une trace honteuse, il faut qu'en un lieu d'expiation et de repentir, elle se lave et redevienne pure, afin qu'à un jour donné, elle rejoigne avec amour son principe divin. On a fait ainsi de la croyance à l'immortalité de l'âme une puissante émulation de vertu en la rattachant à la pratique du bien, comme à l'amour du beau. « L'existence de l'âme, dit Molé, prouve absolument l'existence du beau et du bien ; car elle doit avoir ses plaisirs et n'en saurait goûter d'autres que leur contemplation ou leur reproduction pendant qu'elle fait agir le corps (1).

(1) La conclusion de ce paragraphe est excellente. Mais le docteur Lunel tombe dans une grave erreur historique en faisant entendre que toutes les religions ont enseigné le retour final des âmes à Dieu. Il a donc oublié le *Tartare des Anciens*, où les coupables étaient condamnés à d'éternels supplices.

« *Sedet æternumque sedebit.*
« *Infelix Theseus.* »

Tous les peuples ont cru à une vie future, où les bons seront récompensés et les méchants punis, et ils ont en général admis que les châtiments y seront sans fin, aussi bien que

5ᵉ **Question**. — *Les animaux ont-ils une âme?* — Combien d'ouvrages d'une vaine et futile controverse ont été écrits sur la question de savoir si les animaux ont une âme? Les anciens, d'après Aristote, accordaient aux animaux une *âme sensitive*, et donnaient même aux plantes une *âme végétative*, réservant pour l'homme l'*âme rationnelle*, qui s'unit en lui aux deux autres. Descartes refusa toute âme aux bêtes et en fit de pures machines. Condillac restitue une âme aux bêtes et leur accorde des facultés analogues aux nôtres; mais inférieures et proportionnées à leur organisation. Croirait-on aujourd'hui que des hommes ont été assez fous pour hésiter à reconnaître une âme chez la femme, cette fleur de la création, qui ne nous charme que par les attributs de son esprit, pour la reconnaître à peine dans la nature intelligente du nègre? Oh! sans doute, ceux-là eussent anathématisé cent fois celui qui fût venu leur dire : l'âme de la brute, à laquelle vous accordez à peine un instinct qui la distingue de la plante ou de la machine, possède les trois grandes facultés de notre âme : la sensibilité, l'intelligence, la volonté, et n'en diffère que par la faculté de juger des effets et des causes, la *raison*, et surtout la faculté d'initiative. C'est là, cependant, ce qui est le plus généralement admis aujourd'hui; l'âme des animaux, douée d'une sensibilité souvent exquise, d'une in-

les rémunérations. Quant aux âmes des bons, celles qui, au moment de la mort, se trouveront ne plus rien devoir à la justice de Dieu, elles seront immédiatement reçues dans son sein. Celles, au contraire, à qui il restera quelque chose à expier, s'en iront, pour un temps plus ou moins long, dans un lieu de souffrances, que la foi chrétienne désigne sous le nom de Purgatoire (Note de l'abbé SAURET).

telligence remarquable, d'une mémoire sûre et précise, d'une volonté souvent immuable, ne diffère de la nôtre qu'en ce que cette volonté ne semble point réglée par le jugement, par la raison, et que, dépourvus de l'esprit de comparaison et d'induction, ils ne peuvent arriver à un mouvement d'initiative.

SYSTÈME DES PHILOSOPHES SUR LA NATURE DE L'AME. — Les idées des philosophes, touchant la nature de l'âme, aboutissent à deux systèmes ? le *spiritualisme* et le *matérialisme*. Le spiritualisme est *exclusif;* ou *éclectique*, selon qu'il nie l'existence de la matière, pour n'accorder de réalité qu'aux êtres spirituels, ou que tout en reconnaissant l'existence de la matière, il admette un autre ordre d'êtres : les *esprits*, l'âme et Dieu. Le *matérialisme* n'admet d'autre existence que la *matière*, et nie par conséquent celle des esprits. Combattu par les philosophes du caractère le plus élevé, le matérialisme est réfuté d'une manière victorieuse par les preuves qui établissent la distinction de l'âme et du corps et l'existence de Dieu.

La doctrine qui distingue l'âme du corps est aussi ancienne que le monde, puisque les plus grands hommes de tous les siècles et de tous les pays se sont toujours fait les défenseurs du principe de l'immatérialité et de l'immortalité de l'âme: Pythagore, Anaxagore, Socrate, Platon et les néoplaticiens, dans l'antiquité; saint Jean Chrysostôme, saint Basile, saint Augustin, saint Jérôme, Bossuet, Fénélon, Pascal, etc., depuis la naissance du Christianisme; Descartes, Leibnitz, dans les temps modernes. L'école philosophique du XVIII° siècle s'est jetée dans le matérialisme en même temps que l'édifice social tombait en ruines ; mais la société et la philosophie, qui ne pouvaient demeurer dans le chaos et dans la matière, ont cherché à se relever par des voies différentes.

Heureusement qu'au-dessus des élaborations si pénibles de l'humanité, se trouve *une société invariablement constituée, qui ne va point à tout vent de doctrines, et qui, se préoccupant fort peu de décider si l'âme est ou n'est pas préexistante à la création du corps humain, si elle a son siége dans le sang ou dans le cœur, dans le cerveau en général ou dans le cervelet en particulier, enseigne à l'homme ce qu'il faut croire, et lui dit que son âme est un esprit créé à l'image et à la ressemblance de Dieu ; qu'elle est douée de triples facultés, qu'on nomme* VOLONTÉ, INTELLIGENCE *et* MÉMOIRE, *à l'aide desquelles il discerne le bien et le mal, et devient, dès lors, responsable dans cette vie et dans la vie future du mérite ou du démérite de ses actions !* (1)

(1) Cet article, dû à la plume savante de feu le docteur B. Lunel, a été très goûté de nos lecteurs, dans les précédentes éditions ; aussi, avons-nous cru devoir le conserver dans son intégrité.

Dr A. H.

TROISIÈME PARTIE

HYGIÈNE.

L'hygiène est la partie de la médecine qui nous apprend à régler la vie de l'homme de manière à assurer l'exercice régulier de ses fonctions et le développement complet de ses facultés. Nous ne traiterons ici que des principaux sujets de l'hygiène privée, dont nous allons faire connaître le but :

L'hygiène privée détermine, par des règles déduites de l'observation, dans quelle mesure l'homme qui veut conserver sa santé doit, selon son âge, sa constitution et les circonstances dans lesquelles il se trouve, user des choses qui l'environnent et de ses propres facultés, soit pour ses besoins, soit pour ses plaisirs.

§ I. — *De la santé.*

La santé est l'état dans lequel toutes les fonctions nécessaires à la vie s'exécutent avec régularité, liberté et facilité. — Malgré tout ce que l'expérience apprend journellement aux hommes sur les suites de la perte de la santé, bien peu emploient les moyens nécessaires pour la conserver; ils n'en connaissent véritablement le prix qu'après l'avoir perdue, et souvent lorsqu'il n'est plus temps de la ressaisir. Toutes les règles de l'hygiène concourent à l'entretien de la santé. Mais nous croyons que, pour parvenir très-sûrement à la consolider, il faut s'astreindre à celles qui suivent :

1° Éviter tout excès; 2° respirer un bon air; 3° faire beaucoup d'exercice; 4° rechercher la gaieté; 5° observer les aliments qui nous conviennent; 6° ne pas changer subitement ses habitudes; 7° garder une juste proportion entre les aliments qu'on prend, l'exercice qu'on fait et la force individuelle; 8° fuir les charlatans et éviter les remèdes de précaution. — A ces conseils, il faut surtout en joindre un autre d'un caractère plus élevé, c'est la *moralité*, si utile pour prolonger l'existence; que jamais l'envie ou la colère ne précipite les mouvements de la vie; si la haine ou le désir de la vengeance rompt le sommeil, si la débauche flétrit le corps et l'âme, le respect de soi-même et l'amour du prochain procurent une existence calme, heureuse, et souvent avec elle une longévité exempt d'infirmités.

§ II. — *De l'air.*

L'air est ce corps gazeux que nous respirons et qui forme autour du globe terrestre une enveloppe désignée sous le nom d'atmosphère.

Nous allons étudier complètement cet important sujet:

1° *Effet de l'air dépendant de sa composition chimique et des changements que lui fait éprouver l'économie animale.* — Dans l'étude des effets de l'air sur nos corps, il y a toujours deux choses à considérer: les changements que l'air éprouve de notre part, et ceux qu'il nous fait éprouver. Cette double considération a lieu dans trois cas très-importants, soit qu'on examine l'air qui nous presse, celui que nous respirons, ou celui que nous avalons.

L'air atmosphérique est composé d'oxygène et d'azote, dans la proportion de 21 à 79, et d'une petite partie d'acide carbonique. Lorsque l'air a pénétré dans les poumons, d'après les expériences de Jurine de Genève, on l'expire chargé d'une bien plus grande quantité d'azote et d'acide carbonique. On a prouvé que, dans la combustion, les mêmes phénomènes avaient lieu; ainsi, il n'y a qu'une portion de l'air atmosphérique qui peut entretenir la respiration et la combustion : c'est l'oxygène. Dans ces deux actions, les résidus de l'air épuisé par la respiration et par la combustion sont l'azote et l'acide carbonique, en observant toutefois que la combustion donne plus d'acide carbonique que la respiration.

On a constaté que l'oxygène pur respiré donnait aux animaux beaucoup d'activité et de force, et que le charbon brûlé dans le même air donnait plus de chaleur et une lumière plus vive. D'après cela, on a pu croire que l'introduction de l'air dans les poumons communique de la couleur et de la chaleur au sang et anime la circulation, et que celui qui en sort perd la faculté d'entretenir la vie des animaux. On peut aussi admettre, avec Lavoisier, que dans la respiration, ainsi que dans la combustion, l'acide carbonique est produit par la décomposition de l'oxygène de l'atmosphère, dont la base, se mêlant aux principes du carbone contenu dans le sang, forme avec lui l'acide carbonique; tandis que le principe de la chaleur, séparé de la base de l'oxygène, devient libre. On comprend donc que si l'air atmosphérique qu'on respire est impur et n'a pas les proportions indiquées plus haut, l'animal doit souffrir beaucoup. C'est précisément ce qui arrive lorsque des gaz émanés de différentes substances animales, végétales et minérales, viennent enlever à l'air ambiant l'oxygène qu'il contenait; alors il n'est plus respirable et ne peut servir à la combustion.

Les anciens avaient bien observé que l'air atmosphérique n'est respirable que jusqu'à un certain point, puisqu'ils avaient reconnu que l'insalubrité des lieux où l'on rassemble beaucoup de personnes est très-grande ; que le voisinage des caves en fermentation, des égouts, des lieux d'aisances, des mares, était dangereux ; que l'air renouvelé était de la plus grande utilité. Mais on voit, par ce que nous venons de dire, combien les modernes ont ajouté à ces connaissances par l'analyse qu'ils ont faite de l'air atmosphérique. Ils en ont déduit l'art de mesurer à volonté la pureté de l'air, ou l'*eudiométrie* perfectionnée par Séguin. Ces connaissances ont amené à corriger l'atmosphère altérée par la respiration et la combustion, et à la rétablir entièrement dans sa pureté, soit en augmentant la quantité d'oxygène, soit en faisant disparaître l'acide carbonique répandu dans l'air, soit en diminuant la quantité absolue d'azote qu'il contient. De ces trois moyens, les deux premiers sont praticables, et surtout le second. On obtient à volonté de l'oxygène avec l'oxyde de manganèse que le feu dégage du nitre. A l'égard de l'acide carbonique, l'eau fraîche seule l'absorbe très-rapidement, et l'eau de chaux encore mieux. Il suffit d'en exposer des terrines dans des lieux où l'air est vicié par la respiration et la combustion.

Ce qu'on a observé de plus curieux relativement au contact de l'air sur la peau des hommes, c'est que la peau altère sensiblement l'air, et de manière à former de l'acide carbonique. A l'égard des effets de l'air dans le canal alimentaire, Fourcroy a démontré que l'air contenu dans la vessie des carpes et qui paraît venir de leur estomac, est entièrement de l'azote, qui paraît exister abondamment dans les substances animales. Il n'est donc pas étonnant que l'estomac de l'homme puisse fournir cette sorte de gaz et même plusieurs autres. A l'égard de celui qui vient du rectum, on sait que c'est un véritable hydrogène sulfuré, fétide et inflammable.

2o Effets que l'air produit sur le corps, par ses propriétés et ses qualités physiques. — Nous considérons ici l'air comme un fluide immense, qui agit sur nous en contre-balançant la résistance de nos organes par ses propriétés physiques; mais cette pesanteur éprouve des variations causées par la chaleur et la compression. La chaleur raréfie, dilate l'air et augmente son volume en diminuant sa pesanteur spécifique; la compression, au contraire, le condense, ou diminue son volume, en augmentant sa pesanteur; ainsi la chaleur et la compression produisent, dans le volume et dans la pesanteur de l'air, des effets absolument contraires.

La pesanteur de l'air dépend plus souvent de ses mélanges relativement aux différents gaz qu'il contient, et surtout à la quantité d'eau réduite en vapeurs qui s'y trouve unie; mais le mélange des vapeurs atmosphériques, quand l'air est surchargé, diminuant sa pesanteur spécifique dans un grand espace, diminue aussi sa pesanteur totale; c'est ce que prouve le baromètre, relativement aux météores aqueux, à l'humidité, à la sécheresse. On sait que le poids de l'atmosphère varie suivant ses différentes élévations; que plus on s'élève, moins l'atmosphère pèse; qu'on s'est servi de ce principe pour calculer l'une par l'autre la pesanteur de l'atmosphère et l'élévation des lieux au moyen du baromètre. A l'égard de l'élasticité de l'air, elle est démontrée par sa compressibilité, et elle éprouve des variations relatives à sa température et aux mélanges des différents gaz qu'il contient.

Le changement des densités de l'air qui nous environne ne doit pas occasionner, en nous, un effet considérable, lorsqu'il se fait d'une manière lente et insensible. Mais quand le contraire a lieu, on ressent plus ou moins les effets particuliers qu'éprouva Saussure dans son voyage au Mont-Blanc, lorsqu'il fut à une élévation de 4,900 mètres au-dessus du niveau de la mer; alors il éprouva une grande prostration de forces, une respiration haletante, une fréquence dans le pouls qui s'éleva de 72 pulsations à 100; parce que la diminution dans la densité de l'air fait que, sous un même volume, il y en a une moindre quantité, et qu'il ne suffit plus pour la respiration et les autres combinaisons qui doivent s'opérer dans les poumons; de là, respiration courte, fièvre, faiblesse, etc.

Les principales propriétés accidentelles de l'air sont : la *chaleur*, le *froid*, l'*humidité* et la *sécheresse*. En général, plus les corps sont denses, moins la chaleur les pénètre aisément; l'air étant le plus léger des corps qui nous environnent s'échauffe le plus promptement et se refroidit aussi le plus vite; il est le meilleur conducteur de ces propriétés. Les causes considérables de la chaleur de l'air sont : le frottement, la percussion, la décomposition des corps, comme la fermentation, la combustion, la concentration des parties de la chaleur isolée, chaleur qui cherche toujours à se mettre en équilibre avec le corps environnant.

Les observations modernes ont appris que le principe de la *chaleur* entre réellement, comme principe constitutif, dans la composition de tous les corps ; que lorsqu'il s'en dégage et devient libre, il produit beaucoup de chaleur sensible, au lieu qu'en s'y mêlant ou en s'y combinant en certaine quantité, il produit du froid; enfin que la décomposition des gaz, et surtout celle de l'oxygène par la combustion, produisent beaucoup de chaleur. De ces causes de la chaleur, on peut aisément déduire celle du froid.

On entend par *humidité* de l'air la présence sensible d'une certaine quantité d'eau qui s'y trouve unie. La sécheresse ne donne aucun signe sensible d'eau. La chaleur peut mettre l'eau en état de vapeur ou de fluide élastique. La vapeur de l'eau est plus légère que l'air atmosphérique; dans l'état de gaz elle est encore plus légère et se combine intimement avec l'air; ce qu'on nomme évaporation insensible de l'eau n'est qu'une dissolution de l'eau par l'air. Comme l'a démontré Le Roy, ancien médecin de Montpellier, il faut distinguer dans l'air la *quantité* d'eau qu'il contient de son *humidité*.

Il résulte de la méthode d'observation de Le Roy : 1° que l'air contient d'autant plus d'eau, toutes choses égales, que son degré de saturation s'est plus élevé; 2° que, quelque quantité d'eau qu'il contienne, il est d'autant plus sec, qu'il y a plus de distance entre son degré de saturation et son degré de température, et il est d'autant plus humide que ces deux degrés sont moins éloignés l'un de l'autre. Ainsi, ce n'est point la quantité d'eau qu'un air contient, mais seulement la proportion de cette quantité avec la faculté dissolvante de cet air qui le constitue *humide* ou *sec*, en observant que la chaleur augmente la force de dissolubilité de l'air. Cela n'empêche pas que, dans les temps froids, quand l'air est serein, il ne se fasse une évaporation considérable de la neige et de la glace elle-même. Le meilleur hygromètre pour s'assurer de l'humidité de l'air est celui qu'a imaginé Saussure. L'air contient l'eau dans plusieurs états, selon sa force de combinaison et sa faculté dissolvante. Combinée, elle augmente la pensanteur de l'atmosphère et lui communique peu d'humidité; sensible, dissoute, elle rend l'air plus humide et plus léger, échappe à notre vue, et non à l'hygromètre; suspendue, elle ne rend réellement l'air ni plus humide, ni plus léger que quand elle est dissoute, parce que, dans cet état, elle n'y est pas mêlée; elle n'affecte point l'hygromètre, mais elle est sensible à nos yeux sous la forme de vapeurs.

Les combinaisons de la chaleur et de l'humidité donnent l'air *froid* et *sec*, qui contient le moins d'eau; il est le plus dense, et pèse le plus sur le baromètre. Cet air est très-sain et conserve bien les corps putrescibles.

L'air *froid* et *humide* contient peu d'eau combinée, beaucoup d'eau dissoute, et pèse peu sur le baromètre; il est très-malsain. L'air chaud et sec contient beaucoup d'eau combinée, peu d'eau dissoute, et peu sensible à l'hygromètre; il est très-pesant.

L'air *chaud* et *humide* est celui qui contient le plus d'eau, tant combinée que dissoute. Cet air est dangereux et hâte la putréfaction des corps.

3° *Effet des propriétés physiques ou accidentelles de l'air sur nos corps.* — Ces effets sont subordonnés à beaucoup de variations dans l'air et à la sensibilité individuelle.

En général, la chaleur du sang ou du corps humain est de 37° du thermomètre centigrade. Comme le thermomètre ne monte guère dans nos climats, pendant les plus fortes chaleurs, qu'à 38°, il en résulte que notre corps est presque toujours plongé dans une atmosphère moins chaude que la sienne.

Les limites des températures naturelles auxquelles les hommes sont exposés sur le globe habité, sont de 38 à 40° centigrade au-dessus de zéro, jusqu'à 92° au-dessous, ce qui fait environ cent trente degrés de différence.

On ne parle pas ici des essais qu'on a fait momentanément et qui ont prouvé qu'on pouvait supporter 40° au-dessus de l'eau bouillante.

Les effets de la chaleur qui n'excède pas la température naturelle des corps sont : le relâchement des solides, l'expansion des fluides, la sueur, la soif, la faiblesse de l'estomac, la diminution de l'urine, etc. Lorsqu'on éprouve les plus grandes chaleurs dont nous parlons, les liqueurs spiritueuses, l'eau-de-vie, le vin sont très-recommandés.

Les expériences de Tillet, Blagden, Fordice et autres, concourent à démontrer que le corps humain a la propriété de conserver sa chaleur naturelle, même au milieu d'un air plus chaud que celui qui a lieu pour les parties le plus en contact avec lui, comme la peau, les poumons ; cependant, il est prouvé qu'une pareille chaleur est très-stimulante, par l'accélération du cœur, l'irritabilité des nerfs, de la peau ; mais sans que la respiration soit moins libre, moins intacte.

Si la lumière est jointe à la chaleur, elle est encore plus tonique et plus stimulante ; elle colore la peau et l'affermit ; si elle est trop vive, elle frappe subitement la peau, elle l'enflamme ; c'est ce que font les coups de soleil ; si elle est trop vive et trop longtemps continuée, elle la colore et la noircit, l'endurcit, etc.

Les effets généraux du froid supportable sont de diminuer le volume des corps et leur expansion, d'affaiblir la respiration, des stimuler les fibres organiques, de donner de la force et du ton à l'économie animale. Un froid très-rigoureux supprime la transpiration, resserre vivement les fibres organiques, empêche la circulation vers la peau, gêne les mouvements, sans affecter aucunement le poumon; si le froid est excessif et qu'on ne soit pas bien couvert, le tremblement convulsif survient et est suivi d'une rigidité considérable des membres, qui finissent par se geler. Lorsque le sang s'est arrêté tout à fait, lorsque les membres sont devenus violets et insensibles, lorsque tout le corps est prêt d'être gelé, on tombe dans un sommeil dont on ne se relève pas, à moins de secours prompts.

Ce qu'on appelle froid modéré, relativement à nos sensations, est si variable, qu'il est impossible à déterminer.

A l'égard de l'*humidité* et de la *sécheresse*, elles ont pour effet, la première surtout, de diminuer la transpiration, de relâcher, d'amollir les fibres, d'augmenter la force absorbante de la peau. L'air froid paraît plus froid quand il est humide; de même, l'air chaud est plus chaud quand il est humide.

Quand les lieux humides deviennent chauds, les fièvres putrides, malignes et intermittentes y ont bientôt pris naissance. Dans les lieux humides et marécageux, le froid fait naître des fièvres d'accès très-opiniâtres. Partout l'humidité tend à décomposer les substances, à altérer les fluides de l'économie. La sécheresse, au contraire, est presque toujours salubre, et l'on peut comparer l'effet de l'air humide et sec sur nos fibres à son effet sur le cheveu, dont Saussure a formé son hygromètre. L'air sec augmente la transpiration. Il est moins accablant quand il est chaud que l'air humide, et moins pénétrant quand il est froid. L'air sec resserre et tend les fibres, diminue la tendance des humeurs à la putridité.

Dans les pays chauds, les lieux élevés, éloignés des marais et des mares, sont les plus sains à habiter. D'après ce qui précède, on conçoit facilement quels doivent être les effets des combinaisons de la chaleur et du froid avec l'humidité et la sécheresse.

Indépendamment des températures extrêmes et excessives, qui blessent toujours, l'air nuit encore fort souvent par ses vicissitudes; c'est ce qui a fait dire à Hippocrate que c'était principalement les changements de temps qui engendraient les maladies.

De toutes les vicissitudes de l'atmosphère, celle du chaud au froid, surtout au froit humide, est la plus dangereuse; elle cause des constrictions spasmodiques, irrite les nerfs, répercute la transpiration; elle coagule la substance albumineuse du sang, gêne la circulation, cause des engorgements, occasionne des fièvres, des rhumatismes, la goutte, des bronchites, etc. La transpiration cutanée paraît absorber des particules propres à donner des épidémies, selon le docteur Hallé, et il croit que dans le travail périodique ou journalier de l'économie animale, il est des temps marqués pour l'absorption, comme il en est pour la véritable transpiration. Les circonstances dans lesquelles les effets des variations atsmosphériques se font le plus remarquer sont lorsqu'elles affectent des personnes dont la sensibilité se trouve accidentellement augmentée; lorsqu'on se lève, lorsqu'on digère, lorsque les femmes viennent d'accoucher; lorsqu'on a des rhumatismes, la goutte surtout; lorsque la rapidité du changement est extrême, ou qu'il est fort long. Le passage du froid au chaud a toujours des inconvénients moins grands que celui du chaud au froid. Le passage du froid glacial au chaud, fait que, chez les personnes gelées, qu'on cherche à rappeler à la vie, si l'on n'apporte pas les plus grands soins, la surface du corps se ré-

chauffant avant que le centre ait repris ses fonctions, les liquides en se dégelant, rompent leurs
enveloppes, s'extravasent et s'altèrent; de là les
mortifications, la gangrène. Quand le froid forme
une engelure, c'est l'effet d'une dilatation locale de
la partie malade, et si l'affection est forte, il y a
ulcération; il faut alors traiter avec une très-
grande sollicitude, de crainte qu'il ne survienne
une dégénérescence dans les humeurs que re-
pompe la circulation. Le passage du froid à une
chaleur excessive produit souvent l'extrême dilatation des vaisseaux; il est la cause de suffocation,
d'évanouissement et même d'apoplexie. Dans le
passage du chaud au froid médiocre, comme dans
le dégel, les effets sont moins sensibles. Alors tous
les corps inanimés, comme les métaux, les pierres,
le verre, le bois, se couvrent de gouttelettes d'eau,
par la raison que tous ces corps s'échauffent plus
lentement que l'air, et ne parviennent pas aussi
promptement à sa température; aussi, l'eau, dont
l'air se charge en prenant une température plus
élevée, se dépose-t-elle sur tous les corps qui sont
restés froids.

Le passage de la température sèche à celle
humide est très-sensible, et procure un sentiment
de pesanteur qui agit sur tout le corps. *L'air est
lourd*, dit-on, et cependant le baromètre annonce
sa légèreté; c'est que nos membres sont ramollis,
relâchés par l'humidité, ce qui fait que le poids de
l'atmosphère, quoique très-léger, est capable de
nous affecter; c'est ce qui arrive dans la constitution du printemps. Enfin, le passage de l'humidité à la sécheresse ne produit que de bons
effets; il ranime, rend de la force aux fibres musculaires, bien que le poids de l'air soit le plus souvent augmenté.

De ce que nous venons d'exposer, on peut déduire les préceptes d'hygiène suivants :

1° Les températures de l'atmosphère ne sont nuisibles qu'autant qu'elles sont excessives ;

2° Les qualités de l'air nuisent le plus souvent par leurs vicissitudes ;

3° Les qualités extrêmes de l'air sont nuisibles, parce que le corps n'y est pas habitué, ou parce qu'elles sont bientôt remplacées par des qualités contraires ;

4° Puisque l'habitude a tant de force sur nous, il faut, pour être sain et vigoureux, s'endurcir de bonne heure aux températures différentes ;

5° C'est un mal, dans un pays ou dans une saison froide, de rester toujours dans des appartements très-clos et très-chauffés, et *vice versa* ;

6° La température froide est celle à laquelle il est le plus nécessaire de s'habituer ;

7° L'habitude du froid se contracte mieux par degrés que par un passage rapide ;

8° Il faut, dans ces cas, prendre garde aux âges, aux constitutions et à d'autres circonstances ;

9° Sur les plus hautes montagnes, il y a moins d'eau en dissolution dans l'air ;

10° La hauteur habitable et salubre paraît fixée à 3,800 mètres au-dessus du niveau de la mer.

§ III. — *Des aliments.*

L'aliment est toute substance qui, introduite dans le canal alimentaire, a la propriété de fournir des matériaux propres au renouvellement ou à l'accroissement du corps.

Les aliments qui servent à la nourriture de l'homme sont tirés des végétaux et des animaux; mais si l'on réfléchit que la plupart des animaux qui fournissent nos aliments se nourrissent exclusivement de végétaux, on sera porté à considérer le règne végétal comme servant de base à l'alimentation. On sait d'ailleurs aujourd'hui que le pain, produit du gramen, peut suffire à l'entretien d'un animal carnassier et contient les *principes immédiats* de la chair. Haller avait reconnu implicitement ce fait, quand il a dit qu'entre le gramen et le lion, il n'y a que le bœuf qui mange l'un et qui est mangé par l'autre. Cette pensée du célèbre physiologiste a été développée d'une manière remarquable par MM. Dumas et Boussingault. Ces chimistes ont posé en principe : 1° que l'albumine, la caséine et la fibrine existent dans les plantes; que, par une sorte de *substitution*, ces matières passent toutes formées dans le corps des herbivores, d'où elles sont transportées dans celui des carnivores; 2° que les plantes seules ont le privilége de fabriquer ces trois produits, dont les animaux s'emparent, soit pour se les assimiler, soit pour les détruire, selon les besoins de leur existence.

Les corps simples qui entrent dans la composition des aliments sont : l'oxygène, l'hydrogène, le carbone, l'azote, le phosphore, le soufre, le chlore, le calcium, le sodium, le magnésium, le silicium, le fer, le manganèse, etc.

L'aliment le plus simple renferme au moins les trois premiers de ces éléments ; mais des expériences faites sur les animaux ont prouvé que les aliments qui ne renferment que ces trois corps simples ne peuvent entretenir longtemps la vie, et que l'aliment par excellence doit contenir, en outre, de l'azote. Ces quatre éléments doivent être regardés comme la base de toute matière organisée. Le soufre et le phosphore prennent place immédiatement après eux.

L'association des éléments simples en proportions variables donne naissance à des composés organiques, qui existent tout formés dans les végétaux ou les animaux, et qui ont reçu le nom de : *principes immédiats.*

Certains corps simples, quoique en moindre quantité dans la composition intime de nos aliments, n'en sont pas moins indispensables à la formation de nos humeurs et de nos parties solides. Qui ne prévoit, en effet, l'atteinte profonde et même mortelle que subirait notre économie si notre sang était dépourvu de fer et nos os de phosphore ?

L'homme, par la conformation de l'articulation de sa mâchoire inférieure, de ses dents, et par celle de son canal alimentaire, tient le milieu entre les herbivores et les carnivores ; ce qui donne à penser que Dieu, l'auteur de la nature, a voulu qu'il vécût de substances végétales et animales, comme on le voit presque partout ; d'où la division toute naturelle des aliments en végétaux et animaux. Ce n'est pas toujours impunément, d'ailleurs, que l'homme se nourrirait exclusivement de végétaux ou d'animaux ; car on a remarqué que l'usage seul des premiers diminue les forces du corps et de l'esprit, tandis que celui des seconds fait prédominer l'acide urique, prédispose à la goutte, aux maladies articulaires, à la gravelle, aux calculs vésicaux. *Un régime mixte* est donc ce qui convient le mieux à la nature de l'homme et qui est le plus en harmonie avec la conformation de son appareil digestif.

M. de Gasparin, dans un Mémoire intéressant, fait en réponse à un travail de Magendie, sur le régime alimentaire des mineurs belges, a prouvé, par les observations consignées dans ce Mémoire, que la valeur nutritive des aliments est en raison directe de l'azote qu'ils contiennent. Des Irlandais, dit cet orateur, nourris exclusivement de pommes de terre, en consommaient 6 kil. 30 par jour, qui contiennent 23 grammes d'azote. On voit quelle énorme charge l'estomac recevait pour pouvoir y trouver la quantité de substances albuminoïdes (azotées), nécessaires à l'existence. Quand la pomme de terre manqua, le Gouvernement fit venir du maïs d'Amérique, et les Irlandais adultes consommaient 1 kil. 34 de farine de ce grain, contenant 22 grammes d'azote. Quel était l'effet de ce changement de régime? On se plaignait d'abord que le maïs laissait une sensation désagréable de vacuité de l'estomac, laquelle provenait de ce que les organes de la digestion n'éprouvaient pas la distension à laquelle les avait habitués la quantité de pommes de terre consommées. Il n'en est plus ainsi aujourd'hui; le peuple s'est non-seulement habitué à l'usage du maïs, mais il le préfère et il reconnaît qu'il se sent plus fort, plus soutenu que lorsqu'il se nourrissait de pommes de terre.

Dans nos petites villes du Midi, les artisans se nourrissent alternativement de viande et de légumes. Pour les personnes qui ne connaissent pas la formule exacte de la substitution alimentaire, elles n'apprendront pas sans étonnement que l'on remplace 250 grammes de viande (os compris, comme on la vend à la boucherie) par 150 grammes de haricots secs; mais leur étonnement cessera lorsqu'elles sauront que les haricots contiennent 3,80 pour 100 d'azote, et la viande seulement 2,42 pour 100. La substitution semblait avoir consulté la théorie pour régler ces doses relatives. Des re cherches récentes faites par MM. Liébig, Dumas, Boussingault et Payen, il résulte que la puissance nutritive de toute substance alimentaire se décompose en deux influences essentiellement distinctes : 1° aptitude à être assimilée; 2° aptitude à subir l'action de l'oxygène introduit dans le sang par la respiration.

D'après ces données, on conçoit que les substances alimentaires azotées, telles que la fibrine, la caséine, l'albumine, administrées seules, et quoique absorbées en quantité par les intestins, sont insuffisantes pour entretenir la vie, parce qu'elles ne fournissent pas à l'économie assez d'éléments combustibles. Pour qu'elles nourrissent complétement, il faut qu'elles soient associées à des substances alimentaires non azotées, essentiellement *combustibles* ou *respiratoires*, telles que l'amidon, le sucre, les acides organiques, et peut-être la gélatine. De même aussi, ces dernières substances ne pourraient nourrir qu'autant qu'elles seraient associées à des aliments azotés.

De toutes les classifications des aliments, celle qui est fondée sur la considération de leurs principes immédiats nous paraît préférable pour l'étude, en ce qu'elle les partage par groupes dont les caractères sont communs, et qui ont des effets spéciaux sur l'économie.

En considérant les aliments sous ce point de vue, nous les diviserons en huit classes :

2° *Aliments fibrineux.* La chair musculaire et le sang de divers animaux, notamment des mammifères adultes et des oiseaux. La base de ces aliments est constituée par la fibrine. Il n'en est pas qui fournissent au sang des matériaux plus réparateurs.

2° *Aliments gélatineux.* Les tendons, les aponévroses, le chorion, le tissu cellulaire, les animaux très-jeunes, etc., ont pour base la gélatine, et pour effet de ne fournir qu'une alimentation insuffisante. Ils sont adoucissants.

3° *Aliments albumineux.* Le cerveau, les nerfs, les œufs, les huîtres, les moules, les ris de veau. Cette classe, comme son nom l'indique, a pour base l'albumine. L'aliment albumineux nourrit beaucoup et laisse peu de résidu; il séjourne d'autant moins dans l'estomac qu'il est moins cuit.

4° *La fibrine, la gélatine et l'albumine* se trouvant en proportions à peu près égales dans les poissons, nous ferons de ceux-ci une classe à part d'aliments, en y ajoutant quelques crustacés, comme le homard, la langouste, l'écrevisse, la crevette, etc.

L'osmazone, substance d'une saveur et d'une odeur agréable, qui existe dans les mammifères et les oiseaux et qui donne la couleur aux viandes rôties, se rencontre à peine dans les poissons. Sous le rapport de l'alimentation, les poissons tiennent le milieu entre les végétaux et les viandes. C'est un préjugé de leur attribuer des propriétés aphrodisiaques lorsqu'ils sont frais.

5° *Aliments féculents.* Froment, orge, avoine, seigle, épeautre, sarrasin, maïs, pommes de terre, sagou, salep, pois, haricots, lentilles, marrons, châtaignes, arrow-root, etc. Ils ont pour base la *fécule* ou *fécule amylacée,* appelée aussi *amidon.* Ils sont les plus nourrissants des végétaux, mais ne soutiennent pas autant que les fibrineux.

6° *Aliments mucilagineux* ou *gommeux.* Carotte, betterave, navet, salsifis, panais, asperge, épinards, choux, laitue, artichaut, mâche, bette, haricots verts, petits pois verts, courge, concombre, melon, potiron, rave, radis, etc. Les fruits font aussi partie de cette classe d'aliments. Ils ont pour base le mucilage, qui n'est autre chose que la gomme associée à quelque corps amer, sucré, âcre ou acide. Ils ne peuvent servir à la nourriture qu'autant qu'ils sont associés aux aliments féculents.

7° *Oléagino-féculents.* Amandes douces, cacao, olives, noix, noisettes, les faînes, la noix du cocotier, etc. Ils ont pour base la fécule et l'huile; ils se rapprochent des aliments féculents, mais sont un peu plus difficiles à digérer par rapport à l'huile qu'ils contiennent.

8° *Aliments caséeux.* Ils comprennent le lait et ses préparations.

Dans le but de relever la saveur des aliments et de faciliter leur digestion, on emploie certaines substances connues sous le nom de *condiments.* Nous indiquerons, au mot *Boisson,* les liquides qu'on introduit dans l'estomac pour étancher la soif ou stimuler les organes.

Le corps ne se soutient dans l'état de santé qu'au moyen d'aliments destinés à réparer les pertes journalières qu'il fait par les selles, les urines, les sueurs, etc. Ils doivent être pris en quantité suffisante, autrement il y a *inanition.*

Pris habituellement en trop grande quantité, ils disposent à la pléthore, source d'une foule de maladies. Les gourmands devraient toujours avoir présent à l'esprit cet axiôme de l'école de Salerne :

Pone gulæ metas, et erit tibi longior ætas.

Ce conseil, quoique donné en termes peu polis, n'en est pas moins très-salutaire.

La quantité et la nature des aliments sont subordonnées à l'âge, à la saison, au climat, à l'exercice, etc.

On a calculé pour l'homme adulte (régime du cavalier français), qu'il fallait dans nos climats :

	Grammes.	Matière azotée sèche.	Matière non azotée sèche.
Viande fraîche. . .	125	70	»
Pain blanc de soupe.	516)		
Pain de munition. .	750)	64	596
Légumineux. . .	200	20	150
		154	746

Les 154 grammes de matières azotées sèches correspondent à 22gr. 05 d'azote, et les 746 grammes de matières non azotées sèches représentent 328 grammes de carbonne.

Les nombres auxquels M. Dumas est arrivé se rapprochent un peu de ceux-ci. Malgré cela, il ne faudrait pas accorder à ces évaluations une importance trop absolue, car la ration doit toujours être relative à la dépense. L'homme sain de corps et d'esprit, dit Moreau de la Sarthe, peut trouver dans ses sensations un guide plus sûr, une mesure plus exacte que la balance de Sanctorius.

IV. — *Des assaisonnements.*

On donne ce nom aux substances destinées à relever la saveur des aliments et à les rendre plus digestifs. Ils peuvent être empruntés au règne minéral (sel), au règne végétal (vinaigre, cannelle, muscade, poivre, etc.), ou au règne animal (graisse, lait, beurre, miel, etc.). L'usage des assaisonnements paraît indispensable à l'homme, puisqu'on le trouve dans tous les pays ; mais l'abus est dangereux, attendu qu'il excite un appétit factice, émousse le goût, détermine, à la longue, l'atonie de l'estomac, ou produit des inflammations chroniques. Les personnes sobres et prudentes qui font faire leurs assaisonnements avec les végétaux les plus simples, tels que le cerfeuil, l'oignon, etc., n'ont point à redouter cette foule de maux auxquels sont sujettes celles dont la tempérance et la sobriété ne sont pas exemplaires.

§ V. — *Des boissons.*

On appelle *boisson* toute substance liquide introduite dans la bouche et de là dans le tube digestif. Nous adopterons la division des boissons en *aqueuses, acidules, fermentées, spiritueuses* et *aromatiques.*

I. Boissons aqueuses. — Elles comprennent les eaux des rivières, des canaux, des marais, de pluie, de sources et de puits.

L'*eau de rivière* est celle qui réunit les qualités désirables, surtout lorsqu'elle coule rapidement sur un lit de sable ou de roc. Elle constitue la boisson par excellence. Elle seule, dit Requin, est indispensable à la vie ; elle seule répond et suffit au besoin naturel de la soif; pure ou mélangée, elle doit venir presque incessamment arroser l'organisme ; l'être animé qui en est privé succombe bientôt à de cruelles souffrances. Heureusement pour la conservation du règne animal et de l'humanité, l'eau est abondamment répandue sur la surface du globe, en pluie, en fontaines, en lacs et en rivières. C'est ainsi que les animaux vivent heureux et sains en n'usant que des dons de la nature pour se désaltérer ; tandis que l'homme, au contraire, par une supériorité d'industrie qui ne tourne pas toujours au profit de la santé et de la longévité, a imaginé une foule de breuvages divers pour satisfaire sa sensualité et son immodéré désir d'excitation. Toujours est-il, néanmoins, que l'eau est encore un des éléments principaux de ces boissons artificielles. Un grand nombre d'entre elles, en effet, ne sont, pour ainsi dire, que de l'eau assaisonnée ; comme, par exemple, la limonade, l'orangeade, l'orgeat, etc. Celles même qui ont l'alcool pour principe actif et prédominant, et qui lui doivent leurs plus remarquables propriétés, contiennent encore beaucoup d'eau. Si, contrairement à l'opinion des anciens, nous n'avons point admis dans les diverses espèces d'aliments un principe commun toujours identique et exclusivement assimilable, il n'en est pas de même à l'égard des boissons ; car celles-ci ont toutes un principe commun, exclusivement propres à réparer certaines pertes de l'économie ; ce principe : c'est l'eau.

Sans être aussi enthousiastes de cette boisson que la plupart des hygiénistes, nous dirons que les personnes habituées aux toniques se trouvent ordinairement fort mal de l'usage exclusif de l'eau ; que, pour d'autres, elle diminue l'excitation dont l'estomac doit être le siége pour la digestion ; mais c'est une erreur de croire qu'elle engendre des crudités.

Les *eaux de pluie* reçues dans des citernes sont excellentes, pourvu qu'elle n'aient point été mises en contact avec des métaux (zinc ou plomb).

Les *eaux de source* ne sont que les eaux de pluie filtrées à travers la terre. Selon les terrains qu'elles traversent, elles sont ou non potables.

Les *eaux de canaux*, de *marais*, renferment des matières végétales et animales, suivant la lenteur du courant ou relativement à leurs masses ; il faut les faire bouillir, les filtrer à travers le sable ou le charbon pulvérisé, et leur donner de l'air, si l'on est forcé d'en boire.

Les *eaux de puits* manquent d'air et contiennent des sels de chaux qui les rendent impropres aux usages domestiques.

II. Boissons acidules. — Limonade, orangeade, eau vineuse, etc. Les tempéraments sanguins et bilieux s'en trouvent bien.

III. Boissons fermentées. — Vin, bière, cidre. Les seules qui donnent des forces à l'homme, lorsqu'elles sont prises modérément.

IV. Boissons spiritueuses. — Eau-de-vie, rhum, etc. Très-précieuses dans les pays froids ou très-chauds ; très-dangereuses par l'ivresse qu'elles peuvent déterminer en les prenant avec abus.

V. Boissons aromatiques. — Café et thé. Ces boissons sont excitantes et loin de convenir à tous les tempéraments ; le thé surtout est très-excitant dans nos climats ; il ne convient que dans les contrées humides, telles que la Hollande et l'Angleterre.

§ VI. — *Des bains.*

On les distingue en froids, tempérés et chauds.

1° Les *bains froids*, pris en été dans les rivières ou la mer (12 à 18° centigr.), agissent comme toniques, en rafraîchissant les sujets riches en chaleur animale ; la natation en augmente les bons effets. Les bains de mer ont une action excitante et tonique, qui tient aux principes salins qui s'y trouvent, au choc des vagues et à la plus grande densité de l'eau. Ces bains sont utiles dans une foule de maladies nerveuses et inflammatoires ; dans la chlorose, l'aménorrhée, les scrofules, etc. ; mais dangereux pour les sujets débiles, les individus pléthoriques, ceux dont les bronches sont irritables pour les femmes enceintes et les vieillards ; — les *bains frais* (18 à 25° centigr.) produisent les mêmes effets que les bains froids, mais à un moindre degré.

2° Les *bains tempérés* (de 27 à 35° centigr.) sont ceux qu'on prend comme moyen d'hygiène. Ces bains sont utiles à l'homme dans tous les temps de son existence ; ils conviennent aux enfants du premier âge, pour les nettoyer et faciliter le développement de leurs organes. On doit prendre des bains au moins une fois par mois. C'est le moyen de faciliter toujours les fonctions dépuratrices. Les vieillards trouveront dans l'usage du bain un peu plus chaud l'avantage de retarder la rigidité de leurs fibres, et de prolonger la durée de leurs jours. Les femmes, celles des villes surtout, qui font peu d'exercice, doivent prendre surtout des bains tièdes ; la souplesse de la peau sera ainsi bien entretenue ; la transpiration et toutes les fonctions s'exécuteront mieux, et c'est là un point important pour les personnes sédentaires.

3° Les *bains chauds*, c'est-à-dire qui dépassent 35° centigrades, ne conviennent que dans des cas appréciables par le médecin; car la sueur qu'ils provoquent ne pouvant contre-balancer le calorique excédant, les plus graves accidents (inflammation, rupture d'anévrisme, suffocation, apoplexie même peuvent en résulter.

Voici quelques considérations essentielles relatives à l'usage des bains. On ne doit point entrer dans le bain lorsqu'on est en sueur ou très fatigué, surtout dans le bain froid ou frais, la répercussion de la transpiration pouvant devenir funeste. On sait qu'Alexandre faillit perdre la vie pour s'être baigné, étant en sueur, dans la rivière du Cydne. Il faut attendre 3 à 4 *heures* après le repas pour prendre un bain, et s'y plonger en un seul temps, pour que la pression du liquide soit égale. Le temps le plus favorable pour se baigner en grande eau est celui du coucher du soleil, afin de n'être point exposé aux accidents de l'*insolation*. Il faut éviter d'avoir froid en sortant du bain. Lorsqu'on a même quelque raison d'augmenter la transpiration en sortant du bain, il faut se coucher et se bien couvrir.

§ VII. — *Des vêtements.*

Les vêtements doivent être adaptés aux saisons, aux pays, aux âges, aux tempéraments. Les vêtements de laine ou de soie, étant mauvais conducteurs du calorique, retiennent mieux la chaleur du corps; ils conviennent, pour ce motif, aux pays froids et aux saisons froides. Les vêtements de lin, de chanvre, de coton, sont frais, parce qu'étant bons conducteurs du calorique, ils le laissent passer librement du corps à l'air; ils conviennent aux pays chauds et aux saisons chaudes. — Dans la jeunesse, il est bon que les vêtements soient légers, afin d'accoutumer les enfants aux vicissitudes du du froid et du chaud; d'ailleurs, les vêtements chauds et pesants auraient, à cet âge, l'inconvénient de provoquer d'abondantes transpirations, de disposer aux congestions célébrales, . etc. Dans l'âge avancé, au contraire, il est utile de porter des vêtements chauds, afin de favoriser la transpiration, de ramener la chaleur à la périphérie, et de ralentir les progrès de la concentration, qui caractérise la vieillesse.

Les habits de soie, de peau, de poils, étant *idioélectriques*, retiennent l'électricité animale dans le corps, et conviennent, pour ce motif, aux constitutions humides; les habits de laine, de toile, de coton, étant *anélectriques*, excitent l'électricité par les frottements auxquels ils donnent lieu ; ils conviennent aux constitutions sèches, parce qu'ils empêchent le fluide électrique de s'accumuler dans le corps. Les habits de laine s'imbibent facilement de la sueur et préviennent les refroidissements subits ; mais aussi ils retiennent les miasmes, qui peuvent nuire à la peau et y faire naître des gales, des dartres, etc. ; pour éviter cet inconvénient, il faut en changer fréquemment. Les étoffes blanches étant les plus propres à réfléchir le calorique et le transmettant moins facilement, semblent être les plus convenables pour toutes les saisons et pour tous les climats ; en été et dans les pays chauds, elles garantissent de la chaleur ; en hiver et dans les pays froids, elles conservent la chaleur naturelle du corps. Il faut que les vêtements soient aisés, autrement ils font obstacle à la circulation du sang et des humeurs, et peuvent occasionner de graves accidents. On a vu souvent des défaillances, des vertiges, des oppressions, des toux, des hémoptysies, et même des apoplexies et autres affections mortelles dues à la compression produite par les jarretières, les cravates trop serrées, et surtout par les corsets garnis de baleine.

§ VIII. — *Des âges.*

Les physiologistes distinguent quatre âges : l'enfance, l'adolescence, l'âge adulte et la vieillesse.

1° *L'enfance*. divisée en première enfance, jusqu'à 7 ans, et en seconde enfance. qui finit à 14 ou 15 ans pour les garçons, et de 11 à 12 pour les filles. La première enfance est caractérisée par la prédominance des systèmes nerveux et lymphatiques ; la seconde, par une nouvelle *dentition*.

2° *L'adolescence*, qui commence à l'époque où finit la seconde enfance et se termine à 25 ans. Cette période de la vie introduit dans l'économie des changements remarquables. Cette époque, dit Cabanis, est la plus décisive pour la culture du jugement ; c'est alors que les impressions commencent à se rasseoir, à se régler ; que la mémoire, sans avoir perdu de sa facilité à les retenir, commence à mettre mieux en ordre la multitude de choses qu'elle a recueillies, et devient tout ensemble plus systématique et plus tenace ; que l'attention, sans avoir encore tous les motifs qui, plus tard, la rendent souvent passionnée, acquiert un caractère remarquable de force et de suite ; c'est alors aussi qu'il s'établit entre l'enfant et les êtres sensibles qui l'environnent des rapports véritablement moraux, que son jeune cœur s'ouvre aux affections touchantes de l'humanité. Heureux lorsqu'une excitation précoce ne lui donne pas des dées qui ne sont point de son âge et n'éveille pas en lui des passions qu'il ne peut encore diriger convenablement, ni même sentir et goûter !

3° L'*âge adulte*, qui peut durer de 25 à 55 ans, est l'époque où le corps humain acquiert son entier développement.

4° La *vieillesse*, ou période de dépérissement, qui commence vers 55 ou 60 ans et se termine par la décrépitude et la mort. Dans la vieillesse, la propriété absorbante des organes est surpassée par leur faculté exhalante. De cette prédominance de l'exhalation, dit le docteur Salacroux, résulte nécessairement l'endurcissement des parties qui, ne perdant que les principes liquides ou gazeux et ne retenant que les éléments fixes et solides, doivent finir par avoir une rigidité telle, qu'elles ne peuvent plus exécuter aucun mouvement ; c'est à cette cause (la rigidité sénile) que beaucoup de physiologistes attribuent la cessation du mouvement vital ; et cette explication est d'autant plus plausible, que les animaux dont les os conservervent leur flexibilité le plus longtemps sont aussi ceux dont la vie est proportionnellement la plus longue.

Quelques physiologistes ont distingué seulement trois âges : 1° l'*âge d'accroissement*, de 1 an à 25 ; 2° l'*âge stationnaire*, de 25 à 55 ; 3° l'*âge de décroissement*, de 55 à la mort. M. Flourens, dans une théorie récente, a cherché à prouver que la durée de la vie était beaucoup trop restreinte par les physiologistes. Ses idées, remarquables d'ailleurs comme toutes celles émises par ce savant si distingué, n'ont point été admises relativement à sa division des âges, et surtout au terme qu'il leur assigne.

§ IX. — *Des tempéraments.*

Le tempérament est la constitution particulière à chaque individu, résultant de la prédominance d'un système d'organes. Le professeur Rostan admet six espèces principales de tempérament, fondées sur le degré de prédominance ou d'infériorité des divers appareils organiques qui remplissent dans notre économie, les fonctions les plus importantes.

1° *Tempérament dans lequel domine l'appareil digestif.* L'homme dans lequel cet appareil prédomine est remarquable par la vivacité de son appétit, la force de son estomac, la rapidité de ses digestions ; une partie de la bile, dont la sécrétion est très abondante, rentre dans la circulation, stimule les organes intérieurs, et donne une teinte particulière à toute la surface. L'homme ainsi constitué n'est pas moins remarquable par le développement de son intelligence et la vivacité de son imagination ; il ne connaît pas la modération ; il exécute, par la violence et l'opiniâtreté, ce qu'il entreprend avec audace ; ses passions sont impétueuses. C'est dans ce tempérament qu'on rencontre les tyrans, les génies, les bienfaiteurs, les conquérants, etc.

2° *Tempérament où dominent les appareils respiratoire et circulatoire.* Il est caractérisé par le développement de la poitrine et des organes thoraciques, la force et l'activité de leurs fonctions, la largeur et la vivacité du pouls ; les fonctions organiques s'exécutent avec aisance, les mouvements sont prompts et faciles ; l'imagination est moins profonde, mais elle est riante et animée ; l'esprit est très-mobile, partant peu apte à la méditation ; les passions sont moins impétueuses, les impressions se succèdent avec rapidité, et ne laisque des traces fugitives.

3° *Tempérament où domine l'encéphale et ses dépendances.* Dans cette constitution, la vie semble avoir abandonné les fonctions végétatives pour se réfugier dans l'appareil nerveux ; le corps est élancé et maigre, la peau sèche et froide, la physionomie triste, les digestions lentes et pénibles, le pouls faible et tardif ; les mouvements sont circonspects ; les sensations, au contraire, sont vives, les passsions éternelles. L'homme ainsi organisé a une imagination soucieuse et égarée, mais toujours active, et une pénétration très-grande. Lorsque cette constitution s'associe à la première, il en naît des hommes qui étonnent l'univers : Pascal, Rousseau, etc.

4° *Tempérament où domine l'appareil locomoteur.* Dans celui-ci, au contraire, toutes les fonctions organiques sont pleines d'énergie ; les os sont fort développés, les saillies musculaires sont très-considérables, la poitrine est évasée, les épaules sont larges, les fibres musculaires, denses et serrées, sont capables des plus violents efforts ; mais, en revanche, les sensations sont obtuses, l'esprit lourd ou très médiocre, les passions assez froides, etc.

5° *Tempérament où domine l'appareil génital.* Il est caractisé par un grand développement de l'appareil sexuel et l'activité de ses fonctions, par des désirs amoureux sans cesse renaissans, une imagination libidineuse, des érections fréquentes, une barbe forte et serrée, un embonpoint au-dessous du médiocre, une voix grave et sonore. Cette exaltation érotique se rencontre plus fréquemment chez la femme que chez l'homme ; elle coexiste ordinairement avec une grande activité de l'apparoil digestif; sans cette condition elle conduit inévitablement à un épuisement prématuré.

6° *Tempérament caractérisé par l'atonie de tous les appareils.* Le corps est lourd, pâle et chargé d'embonpoint, la physionomie est sans expression, les mouvements sont tardifs et pénibles; la digestion est longue et laborieuse, la circulation lente, le pouls mou, facilement dépressible. Le moral n'offre pas une grande activité; les sensations sont obscures, l'esprit est juste, mais il manque de vivacité et de pénétration.

QUATRIÈME PARTIE

MALADIES GÉNÉRALES

§ I. — *Asphyxie.*

État de mort apparente et imminente par défaut d'air respirable. La mort est ici le résultat de la non-conversion du sang veineux en sang artériel, le premier exerçant sur les organes une action stupéfiante. Les causes de l'asphyxie peuvent procéder de l'individu lui-même (maladies diverses : asthme, croup, etc.), ou résulter d'accidents. Nous ne devons nous occuper dans cet article que des moyens de porter secours dans *l'asphyxie* en général, et dans les asphyxies par *submersion*, par *strangulation*, par la *vapeur du charbon*, par les *gaz des fosses d'aisances*, des *égouts*, des *celliers*, etc.

TRAITEMENT DE L'ASPHYXIE EN GÉNÉRAL. — La première chose à faire est d'éloigner la cause de l'asphyxie ; on expose donc le malade au grand air et on le débarrasse de ses vêtements. On irrite ensuite la peau par des frictions stimulantes, faites avec le baume de Fioraventi, de l'eau de Cologne, ou de l'eau-de-vie ; on exerce des pressions méthodiques sur la poitrine et sur le ventre, afin d'exciter les mouvements des muscles de la respiration ; on passe de temps en temps un flacon d'ammoniaque sous le nez ; on insuffle de l'air dans les poumons (au moyen d'une sonde introduite dans le larynx, de l'acupuncture). Enfin, on a recours à l'électricité, au galvanisme, à l'électro-poncture. Dans tous les cas, il ne faut pas craindre de discontinuer les secours, lors même qu'ils paraîtraient infructueux, car l'expérience prouve que tant que le corps n'est pas en putréfaction, la vie peut être rappelée soudainement. — Si l'on a le bonheur de voir que le malade revienne à lui, il importe quelquefois de le faire vomir.

ASPHYXIE PAR SUBMERSION (noyés). — Placer le noyé sur le côté, la tête légèrement élevée; le déshabiller, le réchauffer au moyen de linges, de briques, de fers chauffés, de frictions stimulantes; employer enfin tous les moyens indiqués dans le cas précédent. On est quelquefois parvenu à rappeler très-promptement la vitalité chez le submergé en appliquant au creux de la poitrine le gros bout d'un marteau trempé dans l'eau bouillante. « Il ne faut pas désespérer, dit Orfila, de sauver un submergé parce qu'il a passé trop de temps sous l'eau; beaucoup d'individus ont été rappelés à la vie après une demi-heure de submersion, quelques-uns après trois-quarts d'heure, d'autres après trois heures. D'illustres médecins, Boerhaave, Franck, ont affirmé avoir fait revivre des noyés après six heures de submersion, Morgani rapporte qu'un homme submergé pendant une demi-journée recouvra bientôt la vie par le seul secours du chlorhydrate d'ammoniaque qu'on approcha de ses narines. » La pensée qu'on avait autrefois que la mort arrive chez les noyés pour avoir avalé une trop grande quantité d'eau, avait conduit à l'usage singulier qu'on retrouve quelquefois encore de les suspendre par les pieds. Cette pratique justement condamnée, était l'exagération d'un moyen nécessaire. Il peut être utile de placer pendant quelque temps le noyé dans une position favorable à l'écoulement de l'eau qu'il a avalée, mais cette position toutefois, ne doit durer qu'une ou deux minutes au plus.

Voici un extrait de l'instruction adoptée par le Conseil de salubrité de la ville de Paris sur les secours à donner aux noyés et asphyxiés :

1° La première opération à pratiquer, c'est de détacher, ou, pour aller plus vite, de couper le lien qui entoure le cou, et, s'il y a suspension (pendaison), de descendre le corps en le soutenant, de manière qu'il n'éprouve aucune secousse ; *tout cela sans délai et sans attendre l'arrivée de l'officier public.* Défaire les jarretières, la cravate, les cordons de jupes, le corset, la ceinture de culotte, en un mot, toute pièce de vêtement qui pourrait gêner la circulation.

2° On placera le corps, toujours sans lui faire éprouver de secousses, selon que les circonstances le permettront, sur un lit, sur un matelas, sur de la paille, etc., de manière cependant qu'il y soit commodément, et que la tête, ainsi que la poitrine, soient plus élevées que le reste du corps.

3° Si le corps est dans une chambre, on doit veiller à ce qu'elle ne soit ni trop chaude ni trop froide, et à ce qu'elle soit aérée.

4° Il est indispensable d'appeler au plus tôt un homme de l'art, parce que la question de savoir s'il faut ou s'il ne faut pas faire une saignée, reposant en grande partie sur des connaissances anatomiques, relatives à la direction de la corde ou du lien, il n'y a que le médecin qui puisse bien apprécier les circonstances que présente cette direction.

5° Dans aucun cas, la saignée ne doit être pratiquée si la face est pâle.

6° Dans le cas où, après l'enlèvement du lien, les veines du cou sont gonflées, la face est d'un rouge tirant sur le violet, si l'empreinte produite par le lien est noirâtre, et si l'homme de l'art tarde d'arriver, on peut mettre derrière les oreilles, ainsi qu'à chaque tempe, six à huit sangsues.

7° La quantité de sang à tirer devra être proportionnée au degré de bouffisure de la face, à l'âge, à la constitution de l'asphyxié. Il est rare qu'on soit obligé d'extraire plus de deux palettes de sang.

8° Si la suspension ou la strangulation a eu lieu depuis peu de minutes, il suffit quelquefois, pour rappeler la vie, de faire des affusions d'eau froide sur la face, d'appliquer sur le front et sur la tête des linges trempés dans l'eau froide, de faire en même temps des frictions aux extrémités inférieures.

9° Dans tous les cas, il faut, dès le commencement, exercer sur la poitrine et le bas-ventre des compressions intermittentes, comme pour les noyés, afin de provoquer la respiration.

10° On ne négligera pas non plus de frictionner l'asphyxié avec des flanelles, des brosses, surtout à la plante des pieds et dans le creux des mains.

11° Les lavements ne peuvent être utiles que lorsque le malade a commencé à donner des signes non équivoques de la vie.

12° Dès qu'il peut avaler, on lui fait prendre, par petites quantités, du thé ou de l'eau tiède mêlée à un peu de vinaigre ou de vin.

13° Si, après avoir été complétement rappelé à la vie, il éprouve des étourdissements, de la stupeur, les applications d'eau froide sur la tête deviennent utiles.

14° En général, il doit être traité, après le rétablissement de la vie, avec la même précaution que les autres asphyxiés.

ASPHYXIE PAR STRANGULATION. — On coupe le

nœud de la corde et l'on 'pratique une saignée du bras ou de la jugulaire. Les moyens sont ensuite les mêmes que ceux indiqués pour l'asphyxie par submersion.

ASPHYXIE PAR LA VAPEUR DU CHARBON (due au gaz acide carbonique). — On couche le malade, la tête et la poitrine élevées, dans une chambre dont on laisse les portes ouvertes ; on asperge le visage avec de l'eau froide vinaigrée. On fait des frictions sur tout le corps avec de la flanelle imbibée d'eau-de-vie, d'eau de mélisse ou de Cologne. On lui fait respirer du vinaigre, de l'alcali, ou l'on passe sous le nez une allumette soufrée en combustion ; on insuffle de l'air dans la poitrine, et quand le malade peut avaler, on lui fait prendre quelques cuillérées de bon vin chaud sucré. La saignée est souvent nécessaire ; et dans tous les cas, des sinapismes doivent être placés aux mollets.

ASPHYXIE DES FOSSES D'AISANCES (due aux gaz acide hydrosulfurique, hydrosulfate d'ammoniaque et azoté). — Le malade éprouve une vive douleur à l'estomac, des nausées, des défaillances du délire, etc. On emploie le traitement général de l'asphyxie. De plus, aspersion d'eau vinaigrée au visage, sinapismes aux membres inférieurs. On place sous le nez du patient une compresse de toile imbibée de vinaigre, dans lequel on a introduit une certaine quantité de chlorure de chaux, et on lotionne les narines avec une dissolution de chlorure de soude.

ASPHYXIE DES ÉGOUTS (due à l'hydrogène sulfuré qui rend le sang noir et diffluent). — Faire respirer avec prudence de l'acide hydrosulfurique et du chlore.

Asphyxie des celliers, puits, etc. (due à l'acide carbonique). — Comme pour l'asphyxie par la vapeur du charbon.

Asphyxie par le froid. — Mettre le malade dans un bain d'eau à la température ordinaire ; puis, l'on verse peu à peu de l'eau chaude jusqu'à ce que le bain soit à 25 degrés. Lorsque la chaleur et la souplesse naturelle sont revenues, frictions excitantes, bouillon, vin coupé ; pas de liqueurs spiritueuses.

Asphyxie par la chaleur (due aux ardeurs du soleil, au feu violent des fonderies, etc.) — Le malade doit être transporté dans un lieu moins chaud, saignée au bras ou au pied, sangsues à la nuque, boissons rafraîchissantes (limonade, petit-lait), bains de pieds peu chauds.

Asphyxie par la poudre. — Cette espèce d'asphyxie produit la suspension des mouvements volontaires et organiques. Si les effets sont plus violents, toutes les facultés de la vie sont anéanties ; l'individu meurt en quelque sorte apoplectique. Dans le premier cas, on conseille les stimulants, l'électricité, le galvanisme. On aurait obtenu des succès en enterrant le malade jusqu'au cou dans la terre humide.

§ II. — *Brûlure.*

Lésion produite sur une partie vivante par l'action du feu ou d'un corps liquide ou solide fortement chauffé.

Dans les brûlures du premier et du deuxième degré, il faut placer immédiatement la partie malade dans l'eau froide, ou, si cette immersion est impossible, employer les affusions d'eau froide, d'eau à la glace, longtemps continuées (plusieurs heures). S'il y a des ampoules, il faut les percer sans enlever la peau, et si cet accident arrivait, il faudrait recouvrir la partie dénudée d'un linge fin enduit de cérat, et recouvert lui-même de compresse imbibées d'eau blanche. S'il survient des symptômes inflammables, les saignées générales ou locales, les boissons rafraîchissantes, les purgatifs, etc., seront employés. Dès les troisième, quatrième et cinquième degrés, on combat d'abord l'*inflammation*, ensuite l'on cherche à obtenir la cicatrisation par des applications émollientes, puis de charpie enduite de cérat. Les onguents excitants hâtent la chute des escarres, et des appareils appropriés sont employés dans le but de prévenir ou de corriger les difformités de certaines cicatrices. Quant aux brûlures du sixième degré, l'amputation est de toute nécessité. — Disons que tous les remèdes vantés par le vulgaire (pulpes de pomme de terre, de carotte, gelée de groseille, etc.), n'agissent pas mieux que l'eau froide, et font perdre souvent un temps précieux.

§ III. *Choléra ou Choléra-Morbus (du grec Choléra, maladie bilieuse).*

Empoisonnement miasmatique du sang, maladie épidémique dont les symptômes les plus apparents consistent en vomissements et selles de matières aqueuses, blanchâtres ; plus tard, quelquefois dès le début, suppression de la sécrétion urinaire, refroidissement de tout le corps, même de la langue, couleur violacée de la peau, qui devient flasque, ridée ; dyspnée, amaigrissement rapide.

Quelquefois l'invasion de la maladie est brusque,

et nous avons vu des malades enlevés en douze à quinze heures (choléra foudroyant); d'autres fois, un malaise particulier, de la faiblesse, de la perte d'appétit, *rarement des douleurs au ventre.* Enfin, une diarrhée jaune, muqueuse, des sueurs, l'accélération et quelquefois la lenteur du pouls constituent le premier degré de cette affection redoutable, degré auquel divers auteurs donnent le nom de *cholérine.* Du reste, nous avons vu des cas de cholérine se terminer par la mort.

Lorsque le choléra est confirmé, les symptômes acquièrent une affreuse intensité. Des vomissements et des selles, d'abord de matières billieuses, séreuses, albumineuses, puis blanchâtres, ressemblant à une décoction d'eau de riz, se manifestent et se succèdent avec une rapidité effrayante pour le malade et pour les spectateurs. La soif devient vive; le patient ne cesse de demander des boissons froides, glacées, acidulées; le ventre est rétracté, peu sonore, quelquefois le siége de douleurs que la pression augmente. Les matières vomies sont d'une odeur fade; les selles fétides.

Le *pouls*, quoique souvent petit, faible, monte à 120, 130, 140 pulsations. Nous avons pu constater que sa force diminuait en raison de sa fréquence.

La *respiration* était souvent anxieuse, difficile, quelquefois très-accélérée (grave). La percussion et l'auscultation n'ont pu nous faire découvrir, dans quelque cas que ce soit, le moindre trouble morbide. Nous avons remarqué chez la plupart des cholériques un affaiblissement assez marqué de la voix. Dans la seconde période de la maladie (cyanose), il y avait même chez quelques-uns perte complète de la voix.

Le *facies* est aminci, affilé; les yeux vifs néanmoins, signe d'irritation cérébrale. Quelques-uns éprouvent des bourdonnements d'oreilles, de la céphalalgie, des vertiges ; d'autres des crampes douloureuses dans les mollets, les bras, les doigts même. C'est alors que le malade s'affaiblit considérablement, que son visage exprime l'anxiété, l'angoisse, la souffrance ; que ses yeux s'enfoncent dans leurs orbites ; qu'ils se bordent d'un cercle bleuâtre, noir.

La langue est blanche, bleuâtre, pâteuse ; l'intelligence intacte. Enfin, si les accidents vont en augmentant, le corps se refroidit, la face se cyanose, ainsi que la pulpe des doigts et des orteils, surtout au pourtour des ongles. Quant à la peau de ces parties, elle est flasque, ridée, comme si elle avait séjourné quelque temps dans un bain chaud. Elle conserve assez bien le pli qu'on lui donne lorsqu'on la pince entre les doigts. *Toutes les secrétions diminuent*, s'arrêtent quelquefois complétement, et le malade entre en pleine cyanose.

Alors les membres et la face se cyanosent complétement, l'humeur aqueuse de l'œil se résorbe, la peau est froide, quoique souvent couverte d'une sueur visqueuse. Un thermomètre que nous avons placé sous l'aisselle de plusieurs malades est descendue chez l'un à 10° 6/10 ; chez un autre, il marquait 12° ; chez un troisième, 13° 6/10. Les vomissements diminuent, mais les selles sont souvent involontaires ; la voix est généralement éteinte, l'haleine très-froide, les battements du cœur presque éteints. La sensibilité tactile devient nulle aussi ; tous les sens sont obtus. Chez deux malades, nous avons rencontré du délire ; les autres sont morts lentement et quelquefois tout à coup.

Si le malade ne périt pas dans cette période,

dite *algide, d'asphyxie*, l'état morbide se rétablit peu à peu; il n'y a plus ni selles, ni vomissements, ni crampes, mais souvent des congestions sanguines au cerveau, à la poitrine, et plusieurs convalescents ont succombé à la suite de ses inflammations, que rien ne pouvait combattre avec succès.

Disons que les effets de la réaction se manifestent souvent sur l'estomac; de là cette douleur vive qu'accusent les malades, ces nausées, ces vomissements de matières de diverses couleurs, ces hoquets incessants. Dans d'autres cas, surtout chez les femmes et les vieillards, la réaction se porte vers les poumons; de là, toux violente, dyspnée considérable, fièvre, enfin tous les phénomènes morbides de l'engorgement pulmonaire hypostatique.

Quant à la convalescence, elle est plus ou moins rapide. Ainsi, quelques malades reprennent assez promptement leurs forces; d'autres restent plus d'un mois, quelquefois plusieurs années d'une faiblesse extrême.

Traitement. — Nous l'avons établi ainsi dans le département où nous avons été envoyé, en 1854, par M. le ministre de l'agriculture (1) :

1° Moyens hygiéniques;
2° Moyens thérapeutiques.

Moyens hygiéniques.

En prescrivant ces moyens, nous savions parfaitement qu'il nous était impossible d'atteindre la cause essentielle du choléra; néanmoins, il est des

(1) Observation de feu le docteur D. Lunel.

moyens prophylactiques que l'expérience a signalés comme pouvant intervenir avec quelque succès contre certaines conditions locales ou individuelles.

C'est ainsi que nous avons recommandé la plus grande propreté dans les logements, le renouvellement constant de l'air, de grands feux dans les habitations, un régime diététique variable selon les âges, les habitudes, le tempérament, etc.

Nous avons beaucoup insisté sur l'importance :

1° D'éviter le froid et l'humidité, surtout la nuit ; parce que nous avions l'expérience que les trois quarts des cas de choléra s'étaient manifestés de minuit à quatre heures du matin ;

2° D'entretenir la chaleur animale par des exercices musculaires bien combinés, par des frictions, etc. ;

3° De se nourrir convenablement ; et surtout d'éviter la bière, le cidre, le lait, etc. ;

4° De se vêtir chaudement.

Moyens pharmaceutiques.

CHOLÉRA MOYEN (Cholérine). — Air pur, souvent renouvelé. — Diète absolue. — Eau de riz avec sirop de coing. — Lavements amylacés, laudanisés. — Tilleul, camomille. — Sinapismes, pédiluves sinapisés, etc.

CHOLÉRA GRAVE (Choléra confirmé).

1. *Période algide.* — 1° Nous cherchions à *ramener la chaleur*, la circulation et à provoquer la réaction par les moyens suivants :

Malade placé dans un lit chaud. — Enveloppé dans des couvertures de laine. — Bouteilles de grès remplies d'eau bouillante. — Frictions stimulantes sur les membres, l'épigastre, le rachis. — Frictions rubéfiantes. — Liniment ammoniacal au *sulfate de strychnine.*—Infusions chaudes de tilleul, de fleurs d'oranger, de menthe, de thé, de camomille, etc.

2° *Nous combattions la cyanose par* : Sirop de groseille, de limon, éther, potions à l'acétate d'ammoniaque, au sulfate de strychnine.

3° *Nous modérions les vomissements par* : Limonade, eau de Seltz, sous-nitrate de bismuth, bicarbonate de soude.

4° *Nous calmions les douleurs abdominales et nous modérions les selles par* : Cataplasmes émollients, laudanisés ; demi-lavements amylacés, opiacés, astringents.

5° *Nous apaisions les crampes par* : Frictions avec l'huile de camomille camphrée, liniment ammoniacal, huile de térébenthine, laudanum, etc.

II. *Période de réaction.* — 1° Si elle était forte : Antiphlogistiques, boissons émollientes, révulsifs sur la peau.

2° Si elle était modérée : Médecine des symptômes.

Nous combattions les différents états : typhoïde, comateux, ataxique, adynamique, etc., par les moyens appropriés.

Nota. — Nous avons employé sans succès, même dès le début de la maladie, quelques prétendus spécifiques qui n'ont amené aucun résultat, entre autres le *sulfate de strychnine.*

TRAITEMENT DU DOCTEUR BEAUREGARD

Selon le docteur Beauregard, du Havre, la médication suivante lui aurait donné des succès hors ligne :

Pendant la première période.

Éther sulfurique . . . . 6 à 8 grammes.
Laudanum de Sydenham. 2 à 3 grammes.

Sirop diacode . . . .   40 grammes.
Eau de menthe. . . .   90 grammes.

F. s. a. une potion à prendre par cuillerée à bouche, deux coup sur coup; puis les quatre autres premières tous les quarts d'heure; les quatre suivantes de demi-heure en demi-heure, et enfin d'heure en heure.

L'effet de ce médicament serait, dès la seconde, troisième ou quatrième cuillerée, d'arrêter presque spontanément les vomissements et les selles séreuses, de suspendre les crampes et les douleurs de bas-ventre. — La continuation de ce médicament, aidé de tous les moyens connus, ramène promptement la chaleur et la réaction.

Traitement de la deuxième période.

Laissons parler le docteur Beauregard :

« Quand, après la cessation des selles et des vomissements, j'aperçois quelques symptômes bien prononcés de réaction, tels que le retour du pouls radical, la chaleur de la langue avec disparition du froid cholérique et de la cyanose au moins sur le tronc et les membres, je modère l'administration de la potion éthérée laudanisée, pour la remplacer par la mixture suivante :

Ether sulfurique. . . .   3 grammes.
Sirop diacode. . . . .   30 grammes.
Vin de quinquina. . . .   100 grammes.

A donner par cuillerées, d'heure en heure. Tout aussitôt, je fais retirer le malade des couvertures dans lesquelles il est enveloppé, pour le faire porter dans un lit dont les draps ont été bassinés; puis j'applique des sinapismes aux jambes; j'attends huit ou dix minutes pour les retirer, je les réapplique et les retire ainsi toutes les heures régulièrement pendant tout le temps de la fièvre de *sulfate de strychnine.*—Infusions chaudes de tilleul, de fleurs d'oranger, de menthe, de thé, de camomille, etc.

2° *Nous combattions la cyanose par* : Sirop de groseille, de limon, éther, potions à l'acétate d'ammoniaque, au sulfate de strychnine.

3° *Nous modérions les vomissements par* : Limonade, eau de Seltz, sous-nitrate de bismuth, bicarbonate de soude.

4° *Nous calmions les douleurs abdominales et nous modérions les selles par* : Cataplasmes émollients, laudanisés ; demi-lavements amylacés, opiacés, astringents.

5° *Nous apaisions les crampes par* : Frictions avec l'huile de camomille camphrée, liniment ammoniacal, huile de térébenthine, laudanum, etc.

II. *Période de réaction.* — 1° Si elle était forte : Antiphlogistiques, boissons émollientes, révulsifs sur la peau.

2° Si elle était modérée : Médecine des symptômes.

Nous combattions les différents états : typhoïde, comateux, ataxique, adynamique, etc., par les moyens appropriés.

Nota. — Nous avons employé sans succès, même dès le début de la maladie, quelques prétendus spécifiques qui n'ont amené aucun résultat, entre autres le *sulfate de strychnine.*

TRAITEMENT DU DOCTEUR BEAUREGARD

Selon le docteur Beauregard, du Havre, la médication suivante lui aurait donné des succès hors ligne :

Pendant la première période.

Éther sulfurique . . . . 6 à 8 grammes.
Laudanum de Sydenham. 2 à 3 grammes.

léra. Nous repoussons donc toute idée de transmission directe, bien que nous sachions qu'il peut se créer des foyers d'infection qui rendent les habitations fort dangereuses.

§ IV. — *Cholérine.*

C'est le choléra dans son début. Ces premiers accidents (perte d'appétit, diarrhée jaune, muqueuse, etc.) peuvent être combattus avec succès par les moyens dont la science dispose, tandis qu'il n'en est plus de même dans les cas de choléra confirmé ; il importe donc, aux premiers symptômes de cette affection, de s'abstenir complètement d'aliments, et de prendre : 1° de la tisane de riz ; 2° une infusion légère de tilleul ; 3° des quarts de lavements amylacés et laudanisés.

§ V. — *Colique.*

Douleurs de ventre le plus souvent soudaines, vives, violentes, continues ou séparées par des intervalles de calme. Voici les principales espèces de coliques reconnues par les auteurs. Le docteur P. Aubert les résume ainsi :

1° COLIQUE VENTEUSE. — Elle est le résultat de l'accumulation des gaz dans le canal digestif.

2° COLIQUE STERCORALE. — Cette maladie est ordinairement le résultat de la *constipation.*

3° COLIQUE BILIEUSE. — On la suppose produite par la trop grande sécrétion et la surabondance de la bile. Elle se reconnaît au goût amer et bilieux de la bouche, à l'enduit jaunâtre de la langue, aux nausées, aux vomissements bilieux, au dégoût des boissons, surtout fades et sucrées, à la perte de l'appétit et à des douleurs dont l'intensité et le siége varient sans cesse ; des gargouillements quelquefois très-bruyants accompagnent ces douleurs, auxquelles met fin une abondante évacuation de matières bilieuses et qui ne se renouvellent que lorsqu'une nouvelle collection de bile sollicite son expulsion. Cette maladie n'est, le plus souvent, qu'une indisposition que le régime seul doit guérir. Il suffit, pour la voir disparaître, d'une diète de vingt-quatre à quarante heures, aidée de boissons un peu acides, comme une légère limonade ou simplement de l'eau avec du sirop de groseilles ou de limon. On applique des cataplasmes de graine de lin sur le ventre, dans le cas où les coliques seraient trop vives; on injecterait le quart d'un lavement ordinaire fait avec une décoction de racine de guimauve et de tête de pavot, si l'anus, irrité par le passage fréquent des évacuations, faisait éprouver des épreintes.

4° COLIQUE HÉMORROÏDALE. — On désigne ainsi les douleurs de ventre qui accompagnent ou précèdent les hémorroïdes, ou qui succèdent à leur suppression. Dans la dernière de ces trois suppositions, le mot colique hémorroïdale est moins convenable que dans les deux autres. Car c'est une maladie du ventre, dans laquelle les hémorroïdes ne jouent un rôle qu'à la manière de toutes les suppressions suivies de maladies.

5° COLIQUE MENSTRUELLE. — Elle est déterminée, chez les femmes, par l'approche ou la suppression des *règles*.

6° COLIQUE NERVEUSE. — Elle survient sans cause, surtout chez les personnes dont l'imagination est vive, facile à s'affecter, à la suite d'une forte émotion de plaisir ou de peine, ou après une grande contention d'esprit. La face devient pâle, des douleurs vives partent de l'estomac et parcourent tout le ventre, il survient des sueurs froides;

le pouls est petit et inégal ; il y a des défaillances. La durée de cette colique est courte ; quelques heures suffisent pour la faire passer sans laisser de suites. Les antispasmodiques en potion et principalement l'éther, suffisent pour la dissiper comme par enchantement. Si le mal se prolonge, on fait prendre quelques tasses d'une infusion chaude de fleurs de tilleul, de feuilles d'oranger ; on administre des lavements émollients ; on pratique des fomentations sur le ventre, et on le couvre de cataplasmes mucilagineux. Enfin, si les douleurs ne s'amendaient pas et qu'on n'eût pas à craindre de troubler la digestion, l'immersion du corps dans un bain tiède pendant un temps assez prolongé serait fort utile.

7° COLIQUE DE PLOMB, *saturnine, métallique, des peintres*. — Colique violente, qui se manifeste chez les individus qui travaillent le plomb ou qui font usage de ses préparations ; tels sont les peintres, les plombiers, les potiers d'étain, les doreurs, les fabricants et les broyeurs de céruse ; chez les personnes qui boivent de l'eau qui a coulé dans des conduits de plomb, qui font usage d'ustensiles de plomb, qui boivent des vins frelatés avec de la litharge, qui n'est autre chose qu'une préparation de plomb.

C'est un véritable empoisonnement dû à l'absorption du plomb à l'état moléculaire.

L'invasion prochaine de la colique de plomb s'annonce par la constipation, la dureté des matières évacuées et par quelques douleurs obscures et passagères dans le ventre. Ces symptômes s'accroissent chaque jour davantage, avec assez de lenteur pour permettre au malade de continuer ses travaux pendant quelques jours, et quelquefois même pendant quelques semaines.

Après cette première période, les douleurs deviennent plus intenses et quelquefois si violentes qu'elles arrachent des cris au malade et lui font prendre les attitudes les plus bizarres ; puis elles s'apaisent et ne consistent plus qu'en un resserrement douloureux des parois du ventre, jusqu'à ce qu'un nouvel accès les réveille. Plus violentes la nuit que le jour, elles parcourent le ventre, se faisant sentir de préférence vers le nombril et la colonne dorsale, et s'accompagnent assez souvent de vomissements, mais plus fréquemment de nausées et d'échappements de gaz.

Le traitement de cette affection, pour ainsi dire empirique, repose sur la combinaison des purgatifs et des narcotiques. Voici celui qu'on suit, depuis bien des années, à l'hôpital de la Charité, à Paris.

Premier jour : eau de casse avec les grains, tisane sudorifique simple, lavement purgatif le matin, lavement calmant le soir et thériaque 30 gr., opium 5 centigram. — Deuxième jour : eau bénite, tisane sudorifique simple, lavement purgatif, lavement calmant, thériaque et opium. — Troisième jour : tisane sudorifique laxative, deux verres ; tisane sudorifique simple, lavement calmant, thériaque et opium. — Quatrième jour : potion purgative le matin, tisane sudorifique simple, thériaque et opium. — Cinquième jour : tisane sudorifique laxative, deux verres, tisane sudorifique simple, lavement purgatif, lavement calmant, thériaque et opium. — Sixième jour : potion purgative le matin, tisane sudorifique simple, thériaque et opium. — Enfin, septième jour : tisane sudorifique laxative, tisane sudorifique simple, lavement purgatif, lavement calmant, thériaque et opium.

Des essais faits avec soin ont aussi prouvé que l'huile de croton-tiglium, donnée seulement à la quantité d'une goutte dans une cuillerée de tisane, était un excellent moyen contre la colique de plomb. En tous cas, dans le cours du traitement, il faut insister sur une diète sévère et ne se permettre des aliments qu'après la cession complète de la douleur. Dans la convalescence, on doit se tenir éloigné des ateliers, et garder pendant plusieurs jours le repos.

§ VI. — *Dartres (du grec dartos, écorché).*

Terme générique, servant à désigner un groupe d'affections inflammatoires de la peau, le plus souvent chroniques, caractérisées par des éruptions de formes diverses (vésicules, pustules, etc.), tendant à s'accroître en superficie, à récidiver et à se transformer d'une espèce dans une autre. On a cherché la cause première des dartres dans un vice interne, dans une disposition morbide particulière que produirait l'altération du sang et des divers fluides de l'économie. Voici les cinq principales espèces de dartres observées par les auteurs :

1. La *dartre furfuracée, sèche, bénigne, farineuse,* la plus fréquente et la plus mobile, qui consiste en légères exfoliations ressemblant aux pellicules du son; elle occupe ordinairement les sourcils, le cuir chevelu, la face, les aines; elle affecte surtout les enfants; s'accompagne de démangeaisons très-incommodes, et peut se changer en dartre squammeuse; elle commence par une rougeur très-vive, puis l'épiderme s'exfolie en une espèce de farine ou d'écaille de son; on distingue la *dartre furfuracée volante,* remarquable par l'abondance des écailles, et la *dartre arrondie,* qui siége

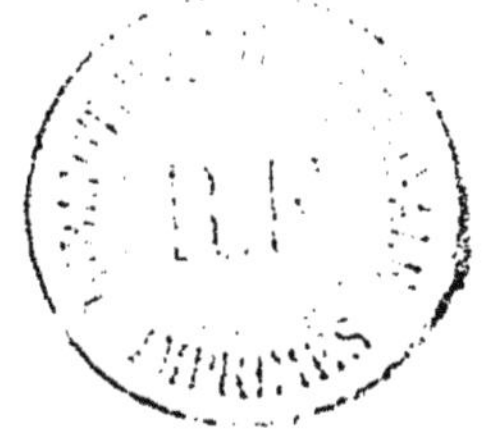

plus particulièrement autour des articulations, sous forme de plaques écailleuses circulaires ;

2. La *dartre crustacée*, dans laquelle la dessiccation du liquide sécrété donne lieu à la formation de croûtes dures et peu épaisses, qui se détachent au bout d'un certain temps, et sont bientôt remplacées par d'autres ; sa durée est très-longue ; elle s'ulcère fréquemment ; on distingue, dans cette espèce, la *dartre crustacée flavescente*, qui consiste en croûtes jaunes, semblables au miel desséché, et qui occupe le milieu des joues ; la *dartre crustacée stalactiforme*, en croûtes pendantes comme des stalactites, et occupant les ailes du nez ; et la *dartre crustacée musciforme*, en croûtes d'un gris verdâtre, analogues à la mousse des toits, entourées d'une auréole rouge, et laissant voir au-dessous d'elles, lorsqu'on les détache, un bourgeon charnu, proéminent et granulé ;

3. La *dartre pustuleuse*, une des plus fréquentes, qui consiste dans des boutons proéminents, dont le sommet blanchit ; elle a son siége au visage, à la poitrine, aux épaules, etc. ; la chute des croûtes formées par le pus desséché laisse des taches rougeâtres. Ses variétés sont : la *dartre mentagre* ou *sycosis*, qui occupe le menton ; la *dartre couperose* ou *acné*, fréquente sur le nez, les joues, le front, spécialement chez les buveurs et chez les femmes qui usent de certains cosmétiques ; la *dartre pustuleuse miliaire*, qui occupe le front, chez les adultes, sous la forme de très-petits boutons blanchâtres et luisants comme des graines de millet ; la *dartre disséminé*, occupant surtout la poitrine, les épaules et le visage, sous forme de gros boutons rougeâtres, coniques, semblables à de petits furoncles ;

4. La *dartre rongeante*, qui affecte le visage, et qui est caractérisée par la dureté et l'ulcération de la peau ; elle fournit un pus âcre et fétide, avec prurit insupportable ; l'ulcère rongeant s'étend successivement au tissu cellulaire, aux cartilages et aux os, et amène quelquefois la fièvre, le dépérissement et la mort ;

5. La *dartre squammeuse*, dite aussi *dartre vive* (*lichen agrius*) qui se manifeste à l'origine des membranes muqueuses par une tache rouge, sur laquelle se forment une multitude de petites pustules d'où suinte une matière âcre et ichoreuse ; l'épiderme se détache en écailles larges, humides, qui sont bientôt remplacées par d'autres.

Le traitement des dartres exige une main très-exercée. Lorsque ces affections sont récentes, on les combat par un traitement antiphlogistique ou débilitant, proportionné à la force, à l'âge du sujet, à la violence et à l'étendue du mal. Les boissons délayantes, les saignées générales ou locales, les sangsues près du siége du mal, les cataplasmes de fécules fraîches, les bains amidonnés, le repos, le régime lacté, seront mis en usage. Les pommades ou les bains sulfureux ne doivent point être ordonnés tant que le caractère inflammatoire existera. Lorsque les dartres passent à l'état chronique, on a d'abord recours aux lotions diverses, aux bains et purgatifs salins (sulfate de soude, eau de Sedlitz), puis aux douches de vapeur aqueuse, simple ou sulfureuse. Les onctions avec les pommades de calomel, d'oxyde de zinc, de goudron, de précipité rouge, camphrées ou non, sont aussi très-avantageusement employées. Malgré l'usage de ces moyens, on ne parvient quelquefois à guérir une dartre qu'en changeant son mode d'inflammation, qu'on ramène de l'état chronique à l'état aigu, en cautérisant légèrement sa surface au moyen de la pierre infernale ; mais il est toujours prudent, dans ce cas, d'appliquer un cautère ou un vésicatoire au bras, et d'administrer fréquemment des dérivatifs internes. On a encore préconisé contre les dartres une foule de substances végétales (bardane, fumeterre, houblon, chicorée, quinquina), qui sont devenus, dans certains cas, d'utiles auxiliaires du traitement de ces maladies.

§ VII. — *Empoisonnement.*

Effet produit par les *poisons* sur l'économie ; — l'on a défini les poisons : *agents capables d'occasionner la mort lorsqu'ils sont introduits dans l'estomac.*

Les poisons ont été divisés en *irritants, narcotiques, narcotico-âcres* et *septiques.*

Il faut bien remarquer, du reste, que tous les poisons n'agissent pas de la même manière : Les uns font ressentir leur action presque instantanément, sans laisser aucune trace de leur passage ; d'autres n'agissent qu'au bout d'un certain temps, et laissent des désordres tels que, d'après ceux-ci, on peut reconnaître la nature du poison. Il n'est pas nécessaire non plus que les poisons soient introduits dans l'estomac pour qu'ils agissent ; l'empoisonnement peut avoir lieu lorsqu'ils sont administrés en lavements ou appliqués sur une membrane muqueuse, sur une plaie, ou même, dans certains cas, sur la peau seulement ; mais jamais leur action n'est aussi prompte que lorsqu'on les applique sur les tissus séreux ou veineux.

Il est presque impossible de décrire d'une manière générale les caractères de l'empoisonnement, qui varient suivant l'espèce de poison. Toutefois, on devra le supposer, lorsqu'une personne éprouve tout à coup une partie des symptômes suivants : « Odeur nauséabonde et infecte, saveur acide, alcaline, âcre, styptique ou amère; sécheresse dans toutes les parties de la bouche; constriction dans la gorge; langue et gencives jaunes ou noirâtres; douleur plus ou moins aiguë dans toute l'étendue du canal digestif et augmentant par la pression; fétidité de l'haleine; rapports fréquents, nausées, vomissements douloureux, muqueux, bi eux ou sanguinolents ; hoquet, constipation ou selles abondantes; difficulté de respirer; angoisses, pouls fréquent, petit, serré, irrégulier, tantôt à peine sensible, tantôt, au contraire, fort et développé; frissons et refroidissement des membres, ou chaleur brûlante à la peau ; sueurs froides et gluantes; mouvements convulsifs des muscles de la face, et souvent contorsions horribles de tout le corps; tête souvent renversée en arrière; vertiges, paralysie ou grande faiblesse des jambes; altération de la voix, etc. Il arrive, cependant, que des personnes meurent empoisonnées sans avoir offert ces symptômes, de même que d'autres éprouvent les accidents les plus graves, qui ne sont cependant pas suivis d'une mort prompte.

La première indication de traitement à remplir dans le cas d'empoisonnement, c'est l'*évacuation de la substance délétère.* On y parvient le plus souvent en administrant sur-le-champ un vomitif; on a ensuite recours aux *contre-poisons*, qui varient selon la nature du poison lui-même. Il est inutile de dire qu'aucune maladie ne réclame plus impérieusement la présence du médecin.

Voici les différentes espèces de poison, et quelques indications générales de traitement applicable à chacun d'eux :

I. Empoisonnement par les irritants. — Les poisons de cette classe enflamment, corrodent les parties avec lesquelles ils sont mis en contact. Y a-t-il empoisonnement :

1° Par les *acides*? Eau en abondance, tenant en suspension de la magnésie calcinée ou de la craie; ou bien eau de savon, lait, eau de lin, huile; ensuite antiphlogistiques;

2° Par les *alcalis, l'eau de Javelle*? Provoquer le vomissement; eau vinaigrée; boissons mucilagineuses et albumineuses;

3° Par les *arsenicaux*? Faire vomir à force d'eau sucrée ou d'eau de guimauve et par la titillation. Administrer l'hydrate de peroxyde de fer en poudre délayé dans de l'eau sucrée : ce n'est pas trop de 500 grammes en plusieurs fois. Faire vomir ensuite, puis diurétiques (vin blanc nitre mêlé d'eau de Seltz) pour éliminer le poison; toniques ou antiphlogistiques, selon les cas;

4° Par les *mercuriaux, le sublimé*? Faire vomir (eau tiède, titillation); eau albumineuse (blancs d'œufs, 15 pour 2 kilogrammes d'eau), ou mieux persulfure de fer hydraté; combattre les accidents inflammatoires;

5° Par le *vert-de-gris*? Vomissements d'abord (eau tiède et titillation), puis eau albumineuse comme ci-dessus, et lait, etc.;

6° Par les *antimoniaux, tartre stibié*? S'il y a vomissement, eau sucrée, opium (5 à 15 cent.). Si le malade ne vomit pas, titillation de la luette, eau tiède en abondance, forte décoction de noix de galle ou de quinquina chaude, ou encore poudre fine de quinquina délayée dans de l'eau, si l'on est pressé;

7° Par les *sels de plomb?* Sulfate de potasse, de soude ou de magnésie, ou les sulfures de fer hydratés;

8° Par un *sel d'étain?* Le lait; à son défaut, l'eau tiède, l'eau de lin;

9° Par le *bismuth*, l'*or*, le *zinc?* Comme pour l'arsenic;

10° Par les *sels d'argent?* Muriate de soude (sel marin);

11° Par le *sulfure de potasse?* Les acides;

12° Par le *phosphore?* Comme pour les acides;

13° Par le *verre* et l'*émail?* Gorger le malade de panade, de choux ou de haricots; puis faire vomir;

14° Par les *cantharides?* Eau tiède, eau de lin en abondance. Injections mucilagineuses, huileuses dans la vessie; bains; potion et friction camphrée. Antiphlogistiques;

15° Par les *irritants végétaux?* Faire vomir (eau sucrée tiède, titillation); café fort, s'il y a abattement; potion calmante et camphrée.

II. Empoisonnement par les narcotiques. — Les principaux symptômes sont : assoupissement, stupeur, coma, paralysie ou apoplexie. Y a-t-il empoisonnement :

1° Par les *sels de morphine?* Comme pour l'opium;

2° Par l'*opium?* Faire vomir (émétique); café noir contre le narcotisme; décoction de noix de galle; ensuite boissons acidules;

3° Par l'*acide cyanhydrique (prussique)?* Vomitif; affusions d'eau froide sur le rachis, les vertèbres cervicales principalement; faire respirer la compresse chloro-vinaigrée de Mialhe, ou de l'eau ammoniacale (ammoniaque, 1 ; eau, 12). Saignée, sangsues, contre la congestion.

III. EMPOISONNEMENT PAR LES NARCOTICO-ACRES. — Les principaux symptômes sont : convulsions des muscles de la face et des membres, délire, cris, dilatation de la pupile, etc. Y a-t-il empoisonnement :

1° Par les *champignons ?* Vomitif, ensuite purgatif doux (huile de ricin et sirop de fleur de pêcher, parties égales); si c'est insuffisant, lavement de tabac. Potion éthérée; eau vinaigrée;

2° Par la *belladone*, la *ciguë*, la *digitale*, le *stramonium*, le *tabac ?* Comme pour l'opium ;

3° Par la *noix vomique*, la *strychnine*, etc. ? — Vomitif, lavement purgatif; potion éthérée avec l'essence de térébenthine (eau, 60 ; éther, 4; essence de térébenthine, 8). Insufflation d'air dans les poumons.

IV. EMPOISONNEMENT PAR LES SEPTIQUES. — Les principaux symptômes sont : faiblesse générale, dissolution des humeurs, syncopes, etc. Pour le traitement, voy. *Asphyxie*.

§ VIII. — *Fièvre.*

La fièvre (de *fervere*, brûler) est un terme générique servant à exprimer *certains troubles aigus de la circulation et de la respiration, dans lesquels il y a tantôt une augmentation de chaleur avec accélération de pouls, tantôt des alternatives soit dans la température réelle, soit dans la chaleur et le froid ressentis par le malade.* On comprendra la difficulté, l'impossibilité même de donner de la fièvre une définition exacte lorsqu'on saura que *l'accélération du pouls* et *l'augmentation de la cha-leur* n'existent pas toujours dans les fièvres. Ainsi, par exemple, la *fièvre typhoïde* présente souvent un pouls assez lent, et les fièvres dites *algides* sont caractérisées par un froid glacial.

Considérée pendant longtemps comme une affection *essentielle*, comme constituant elle-même une maladie susceptible de se compliquer avec toutes les autres, la fièvre n'est plus, pour la plupart des médecins modernes, qu'un *symptôme*, qui, dans une foule de maladies, indique qu'un organe important souffre ou est irrité. Broussais a posé en principe que la fièvre n'est, en réalité, qu'un phénomène sympathique, ou le résultat d'une douleur transmise au cœur et aux capillaires sanguins par les ramifications nerveuses faisant partie d'un organe souffrant; localisant ainsi la fièvre, il en place le siége sur la surface muqueuse des voies digestives, et ne la considère plus que comme une modification de la gastrite ou de la gastro-entérite. Néanmoins, plusieurs partisans de cette doctrine admettent que l'irritation inflammatoire, qui est la cause des fièvres, peut résider primitivement dans d'autres appareils que celui de la digestion. Selon Georget et Dugès, la fièvre est une excitation cérébrale et nerveuse.

On s'accorde généralement, aujourd'hui, à reconnaître trois espèces de fièvres :

1º La *fièvre simple*, qui accompagne une maladie bien caractérisée, comme la pleurésie, l'inflammation du bas-ventre, de la vessie, des reins, etc.;

2º Les *fièvres continues*, qui, bien que recevant leur nom de la partie malade, en deviennent cependant le caractère dominant, comme la fièvre *inflammatoire, bilieuse, cérebrale, typhoïde*, etc.;

3° Enfin les *fièvres intermittentes*, qui présentent des accès composés de *frisson*, de *chaleur* et de *sueurs*, avec des intervalles sans fièvre.

I. FIÈVRE SIMPLE. — Elle ne peut avoir de description particulière, puisqu'elle cesse avec la maladie dont elle n'est que le symptôme.

II. FIÈVRES CONTINUES. — 1° La *fièvre inflammatoire*, regardée comme le résultat de l'irritation de la membrane interne des vaisseaux sanguins, attaque ordinairement les sujets sanguins, sains et robustes. Voici les principaux caractères de cette fièvre. Son invasion est subite, accompagnée d'un frisson variable en intensité, suivi lui-même d'une vive chaleur à la peau. Le pouls est fréquent, plein, dur; les artères du cou et des tempes battent avec force, les veines sont distendues, tout le corps semble acquérir une sorte de gonflement et sa surface devient rouge, particulièrement à la figure; il y a mal de tête, abattement des forces, somnolence, et même quelquefois un peu de délire; les yeux sont rouges, injectés et brillants, le goût et l'odorat émoussés, souvent la langue est rouge et blanchâtre, mais ordinairement humide; il y a soif, dégoût pour les aliments, urine rouge et peu abondante, constipation.

Les indications de traitement consistent à combattre la surexcitation générale du système sanguin (saignées, diète, boissons rafraîchissantes), et à faciliter la respiration (tisanes sudorifiques), qui paraît être le mode par lequel se termine la maladie.

2° La *fièvre bilieuse*, qui présente les symptômes suivants :

Les malades éprouvent d'abord un dégoût très marqué pour les aliments; leur bouche est amère,

quelques renvois se déclarent bientôt; de simples
ils deviennent nauséabonds, puis véritablement
bilieux; à cela se joint une constipation opiniâtre
ou une diarrhée de matières verdâtres qu'on désigne sous le nom de débordement de bile. Il y a
abattement des forces, douleurs au creux de l'estomac, le pouls est généralement fréquent, mais
infiniment moins plein et moins dur que dans la
fièvre inflammatoire. Le repos, la diète, les boissons
délayantes suffisent dans bien des cas pour rétablir
l'état normal.

3° La *fièvre cérébrale*, ou *méningite* des médecins
modernes (voy. ce mot).

4° Les *fièvres éruptives* (voy. *Rougeole*, *Scarlatine* et *Variole*).

5° La *fièvre de lait*, qui résulte des efforts que
fait la nature vers les mamelles, après l'accouchement, pour y établir la sécrétion du lait. Elle se
manifeste trois ou quatre jours après l'accouchement par l'augmentation de la chaleur animale, la
fréquence et le développement du pouls, la rougeur du visage, le gonflement des seins et la suppression des lochies. Sa terminaison a lieu, après
vingt-quatre à quarante-huit heures, par des
sueurs abondantes, par l'écoulement du sang. Le
traitement consiste à entretenir une douce chaleur
et à favoriser la transpiration par des boissons
chaudes.

6° La *fièvre muqueuse* ou *pituiteuse* des anciens,
qui n'est qu'une complication de la fièvre avec une
inflammation particulière de la muqueuse intestinale, jointe à un état de langueur et d'abattement;
elle n'est regardée aujourd'hui que comme un
symptôme de l'inflammation de la membrane intestinale.

7° La *fièvre nerveuse*, qui est caractérisée par un trouble général des fonctions, surtout celles qui sont sous l'influence des nerfs.

8° *Fièvre typhoïde*, dite aussi *putride, maligne, adynamique, ataxique, entéro-mésentérique, dothinentérie*. La fièvre typhoïde consiste dans une *affection primitive des follicules de l'intestin grêle et de ses ganglions* (glandes de Peyer), *et dans une altération du sang et des liquides, consécutive à cette inflammation*. Elle attaque également toutes les constitutions, et même de préférence les individus forts et jeunes (de quinze à vingt-cinq ans). Le séjour récent dans une grande ville, le défaut d'acclimatement, les excès de tout genre, une mauvaise alimentation; l'habitation dans des lieux bas, mal aérés, *encombrés*, où se dégagent des miasmes de nature animale, en sont les causes ordinaires. L'opinion générale admet la contagion de cette fièvre, qui est identique au *typhus des armées;* elle peut apparaître épidémiquement ou sporadiquement.

Voici les caractères que lui assigne le docteur Beaugrand : Son *début n'est pas brusque*, il est toujours précédé de symptômes précurseurs appelés *prodromes*, et qui consistent dans *l'abattement*, la perte de l'appétit, des *étourdissements*, de la *faiblesse dans la marche et les mouvements*, de la diarrhée, quelquefois des *saignements du nez*, un violent mal de tête ; au bout de *trois à huit ou dix jours*, ces accidents augmentent ; il y a des *vertiges*, de la *stupeur, affaiblissement de l'intelligence* ; les réponses sont lentes, difficiles ; le visage est *pâle*, plombé ; outre la diarrhée, il y a souvent gonflement du ventre, etc. On voit que ces accidents diffèrent sensiblement de ceux que nous avons mentionnés en parlant de la fièvre inflammatoire.

Cependant il faut être prévenu que, dans certains cas moins communs, la fièvre typhoïde se montre d'abord avec les symptômes de cette dernière, et que c'est seulement au bout de quelques jours qu'elle revêt les caractères qui lui sont propres.

On est loin d'être d'accord sur le traitement qui convient dans la fièvre typhoïde. Ainsi, les uns veulent qu'on saigne abondamment dès le début, les autres soutiennent que les purgatifs répétés doivent avoir la préférence. Les médecins prudents se placent entre ces deux opinions extrêmes, et se contentent de faire la médecine des symptômes. Ils saignent si la maladie s'annonce par un pouls plein, large, et surtout si le sujet est jeune, vigoureux et sanguin. Ils attaquent les phénomènes nerveux par les anti-spasmodiques, calment les douleurs intestinales par des cataplasmes émollient, modèrent la diarrhée par des lavemements laudanisés, purgent assez souvent, relèvent les forces par des toniques, quand elles leur paraissent abattues, opposent à la marche du mal des vésicatoires aux cuisses, font tenir le malade dans une grande propreté, attendent tout enfin des forces de la nature, dont il se contentent de seconder les efforts. Disons, du reste, que, dans les fièvres continues, le médecin peut conjurer la violence des accidents, mais non en empêcher l'évolution.

III. Fièvres intermittentes, dites aussi fièvres d'*accès paludéennes* ou *paludéiques*. « Dans l'immense majorité des cas, dit le docteur Beaugrand, les fièvres intermittentes ne se montrent que dans les localités où existent des marais d'eau douce ou salée, ou de grandes masses d'eau, comme aux embouchures des grands fleuves, là où il y a des débordements fréquents ; aussi, est-on généralement d'accord pour leur reconnaître la cause commune que nous signalons ici. Cependant, on assure les avoir rencontrées dans des localités saines en apparence. Mais que de causes d'infection souvent méconnues ! Car il faut bien savoir que, depuis la simple mare d'eau croupissante jusqu'aux vastes inondations des plaines d'Asie ou d'Amérique, toutes les eaux stagnantes peuvent donner naissance à des miasmes ; que le sol d'anciens lacs, d'étangs desséchés, ou un sol formé de terres apportées par les eaux (alluvions), que les terres ouvertes pour la première fois dans les défrichements, dans le creusement des canaux, des fortifications, etc., exhalent des vapeurs funestes à la santé. Enfin les fièvres intermittentes peuvent se développer *accidentellement*, soit sans cause appréciable, soit par suite de causes particulières : certaines opérations chirurgicales, des émotions vives, un refroidissement subit, surtout par une pluie froide, le corps étant en sueur, etc. ▸

Nous avons vu que les fièvres intermittentes présentent des *accès* ou *stades* composés de frisson (stade de froid), de chaleur et de sueur. Le *stade de froid* débute par des lassitudes dans les membres, de la céphalalgie, des bâillements ; le froid commence dans le dos et s'étend à tout le corps, s'accompagnant de frissons, de claquement de dents, de sécheresse à la peau, avec soif et accélération du pouls. Peu à peu, le froid se dissipe et le *stade de chaud* commence ; la peau rougit, se tuméfie même, et la tête devient douloureuse, jusqu'à ce que se déclare la *sueur*, et que tous les symptômes se dissipent peu à peu, pour ne laisser aucune trace jusqu'à l'apparition d'un nouvel accès. L'intervalle qui les sépare se nomme *intermittence*. Ces accès reviennent ou toutes les vingt-quatre heures (fièvre *quotidienne*), ou de deux jours l'un (fièvre *tierce*) ou seu'ement au bout de trois jours révolus (fièvre *quarte*), etc.; quand la fièvre est continue, son exaspération prend le nom de *paroxysme*.

Les fièvres intermittentes sont : *simples, pernicieuses ou rémittentes*. La fièvre *intermittente simple* est celle que nous venons de décrire ; la fièvre *intermittente pernicieuse* s'accompagne d'accidents très-graves : froid glacial, sueurs qui épuisent le malade, ou bien somnolence ou délire ; syncopes, convulsions, douleurs atroces au creux de l'estomac. Si la maladie est méconnue au début, elle peut amener la mort au troisième, au deuxième et même au premier accès.

La fièvre intermittente pernicieuse ne s'observe guère que dans les contrées marécageuses du midi, ou à la suite d'un été très-chaud. Elle débute ordinairement brusquement ; mais elle peut aussi se déclarer après quelques accès de fièvre intermittente simple.

Fièvre rémittente. Dans cette forme de fièvre intermittente, au lieu de laisser une intervalle pendant lequel la santé se rétablit momentanément, la fièvre persiste, quoiqu'à un moindre degré, entre les accès, que le type en soit quotidien, tierce ou quarte. Cette espèce de fièvre peut aussi présenter des accidents pernicieux.

Traitement des fièvres intermittentes.

Pendant l'accès : 1° *stade de froid* (concentration). Lit chaud, couvertures chaudes, infusions chaudes de tilleul, de thé, de bourrache, de sureau, de sauge, de camomille; ligature circulaire des membres ; ammoniaque à l'intérieur jusqu'à la réaction.

2° *Stade de chaleur* (réaction). Diminuer les couvertures ; boissons fraîches. acidules : sinapismes, quelquefois saignée ou sangsues à l'anus.

3° *Stade de sueur* (détente). Revenir aux boissons chaudes, changer de linge, éviter le refroidissement.

Après l'accès : prévenir le retour de l'accès ; à cet effet, donner, le plus loin possible de l'accès à venir, le quinquina et ses préparations sous toutes les formes, par la bouche, en lavements (femmes et enfants), ou par la méthode endermique (enfants).

Lorsque la fièvre est coupée, il faut continuer encore quelques jours l'usage du quinquina, si l'on ne veut pas voir récidiver les accès.

§ IX. — *Inflammation.*

L'*inflammation* (du latin *inflammare*, enflammer), dite aussi *phlegmasie*, *phlogose*, est une irritation d'un organe ou d'un tissu quelconque, caractérisée par la *douleur, la rougeur, la chaleur* et la *tuméfaction* de la partie envahie. Ces quatre phénomènes réunis permettent de reconnaître l'inflammation ; mais, isolés, ils n'ont plus la même valeur.

Les causes de l'inflammation sont : les violences extérieures, la compression, la confusion, la présence de corps étrangers, l'action du calorique, des acides et alcalis concentrés, les oxydes et sels métalliques, des rubéfiants, la prédisposition de l'individu (tempérament sanguin, usage habituel ou excessif d'aliments trop nourrissants et de boissons alcooliques). Toutes les inflammations présentent deux périodes distinctes : celle d'*irritation* et celle de *déclin* ; elles peuvent se terminer par *résolution,* par *délitescence,* par *métastase,* par *suppuration.* par *ulcération,* par *gangrène,* par *induration,* enfin par *état chronique.*

La *résolution* est la disparition graduelle et insensible de la phlegmasie.

La *délitescence* est la disparition de l'inflammation sans accidents.

La *métastase* est le transport de l'inflammation sur un autre organe ; c'est quelquefois une terminaison fâcheuse de cette affection.

La *suppuration* est la terminaison de la phlegmasie par une sécrétion de pus.

L'*ulcération* est le travail morbide de la partie phlogosée qui produit l'*ulcère*.

La *gangrène* est la mortification des tissus.

L'*état chronique* est l'état de l'inflammation qui, au lieu de disparaître complètement, continue d'exister à un faible degré. La douleur, la chaleur disparaissent, mais la rougeur et la tuméfaction existent souvent.

L'inflammation reçoit un nom différent dans chaque organe, nom formé le plus souvent de l'étymologie grecque de cet organe, et de la désinence *ite* ou *ie*, qui signifie inflammation. Ainsi, on appelle *gastrite* l'inflammation de l'estomac, *métrite* celle de la matrice, *pneumonie* celle du poumon, etc.

Le traitement des inflammations est *antiphlogistique*, c'est-à-dire qu'il consiste dans les saignées locales ou générales, la diète et le régime débilitant, les boissons douces et mucilagineuses, ou bien acidules, les toniques, les bains émollients, etc.

§ X. — *Mal de mer.*

L'effet le plus étonnant et le plus inévitable de la navigation, dit le docteur Bossu, est le *mal de mer*. Ce mal singulier, caractérisé par de la céphalalgie, des haut-le-corps, des nausées, des vomissemènts, avec sentiment d'angoisse inexprimable, collapsus physique et moral, qui rend inaccessible à toute'espèce de sensation ; ce mal, sur les causes duquel on a émis tant d'opinions, établi tant de théories, mais qu'on n'explique pas bien encore dans son étiologie ; ce mal, pour la prophylaxie et la curation duquel on a inventé tant de remèdes, toujours infaillibles, au dire des inventeurs, mais toujours inefficaces, peut être prévenu, modéré, guéri quelquefois par les précautions suivantes : Avant de monter sur un bâtiment de mer, petit ou grand, à vapeur ou à voiles, on fera bien de lester l'estomac d'une nourriture saine, fortifiante et pas trop abondante. Une fois sur le bâtiment, on se promènera, on se distraira sur le pont en variant ses loisirs, ses stations, ses attitudes, ses regards. Ces moyens sont ils sans avantages ? des malaises, des nausées se font-ils sentir ? on descend au fond du bâtiment, où les secousses sont presque nulles ; on se couche sur le dos, la tête peu élevée, les pieds moins élevés encore, et l'on reste dans cette position tant que les symptômes précurseurs du *mal* sont sensibles.

§ XI. — *Rage.*

La *rage*, dite aussi *hydrophobie rabique*, à cause d'un de ses symptômes principaux, l'horreur de l'eau. *Pharyngospasme* (spasme du pharynx), maladie des plus graves qui peut se développer soit spontanément (fait très-rare chez l'homme) ; soit par communication, chez les animaux.

La rage, dit feu le docteur Lunel, se développe spontanément chez le chien, le loup, le renard et le chat ; le plus souvent à la suite des chaleurs excessives ou des froids rigoureux, qui les privent de l'eau qui leur est nécessaire ; les passions violentes, dans le temps du rut, sont capables aussi de la déterminer. Le virus est transmis par la salive. Selon le docteur Marochetti, il paraît se former dans de petites vessies qui sont situées près du frein de la langue et qu'on retrouve également dans les individus de l'espèce humaine atteints de la rage, comme chez les autres animaux. C'est, du moins, l'opinion du médecin italien, car en France on n'a pu encore constater chez l'homme atteint de la rage ces vésicules du frein de la langue.

Chez l'homme, on attribue généralement la rage à *l'action d'un virus spécifique deposé dans une plaie par une morsure, ou inoculé de toute autre manière par contact avec la salive d'un animal enragé*. Tantôt ce virus agit en déterminant une excitation locale, fixée dans l'endroit de la blessure, ce qui donne ensuite lieu à une névrose générale ; bientôt ce virus, absorbé et mélangé au sang, produit une infection générale, qui ne manifeste ses effets qu'après un temps indéterminé. Un grand nombre de faits porte à croire que la salive et le mucus bronchique sont les seuls vésicules du *virus rabique* ; les effets ont lieu quelquefois presque immédiatement après la morsure ; d'autres fois, ils sont précédés d'une période d'incubation dont la durée est plus ou moins longue : on cite des exemples où les accidents ne se sont déclarés que plusieurs mois ou même plusieurs années après la morsure. — Les symptômes du mal sont : une douleur vive dans la partie mordue, une violente céphalalgie, avec excitation des facultés intellectuelles et des organes des sens, des désordres variés des fonctions digestives, une soif brûlante et en même temps une invincible aversion pour l'eau et les liquides, un sentiment de constriction extrême à la gorge, enfin une bave écumeuse. La mort survient ordinairement le cinquième jour. — On peut prévenir le développement du mal en cautérisant immédiatement et profondément la partie mordue. On commence par laver la plaie avec de l'eau simple, puis on applique quelques ventouses pour la faire saigner, et l'on cautérise ensuite, soit avec le cautère actuel (le feu), soit plutôt avec des caustiques liquides (l'acide sulfurique et surtout le chlorure d'antimoine). — On a préconisé toutes sortes de remèdes spécifiques contre ce mal affreux, les uns empruntés au règne végétal, notamment la *passe-rage*, les autres à la chimie, tel que le sulfate de quinine combiné avec l'extrait d'opium, etc.; mais tous les moyens internes, rationnels ou empiriques, ont été inefficaces.

FIN DE LA PREMIÈRE SECTION.

NOUVEAU

MANUEL MÉDICAL

A L'USAGE DU CLERGÉ

Deuxième Section

PREMIÈRE PARTIE

MALADIES DES ENFANTS

§ I. — ACCIDENTS DE LA DENTITION.

Si l'éruption des dents s'effectue quelquefois sans donner lieu à des troubles morbides, dans bien des cas elle produit de la rougeur, de la douleur, de la tuméfaction des gencives, de l'agitation, des plaintes, etc. Néanmoins, on réserve le nom d'*accidents de la dentition* à ces insomnies, ces mouvements convulsifs, ces diarrhées ou constipations, vomissements, muguets, éruptions diverses, rougeurs de la peau (feux de dents), qui se manifestent d'autant plus que l'enfant est faible ou nerveux, en même temps que la dentition est plus en retard. Voici le traitement de ces divers accidents :

Il faut mettre dans les mains des enfants des hochets de racine de guimauve, leur donner des boissons gommeuses ou mucilagineuses, et les plonger de temps en temps dans un bain tiède; ces moyens conviennent dans tous les cas. Lorsque surviennent des troubles du côté du cerveau, des spasmes, des mouvements convulsifs, de l'assoupissement, etc., il faut appliquer sur les extrémités des cataplasmes sinapisés, administrer des lavements, et même, dans les cas de constipation, un léger laxatif, tel que le sirop de fleur de pêcher ou celui de chicorée dans de l'eau. Ce traitement simple peut être employé par les parents en attendant le médecin, qu'il y ait ou non menace d'accidents ou convulsions. Si les accidents cérébraux augmentent, on applique une ou deux sangsues, suivant l'âge du sujet, à chaque oreille ou à chaque malléole interne. Y a-t-il, au contraire, des signes d'inflammation de l'estomac et des intestins ? c'est à la diète, aux fomentations et cataplasmes sur le ventre, aux bains, aux lavements et aux boissons adoucissantes qu'il faut recourir. On présentera plus rarement le sein au nourrisson. Il ne faut pas oublier qu'une diarrhée légère doit être respectée, parce qu'elle détourne l'irritation du cerveau ; une diarrhée séreuse, qui ne s'accompagne pas de fièvre marquée, est également sans danger pendant la dentition, quand même on observe de l'amaigrissement, de la mollesse des chairs, ce qui est inévitable.

§ II. — APHTHES.

Cs sont de petites ulcérations blanchâtres qui se développent sur la membrane muqueuse de la bouche ou du tube digestif. On les observe à tous les âges de la vie, quelquefois chez les nouveaux-nés. Les aphthes simples et discrets sont une indisposition légère qui cède promptement à la diète, aux boissons adoucissantes et relâchantes, comme l'eau d'orge, l'eau de veau, le petit lait, etc. Dans l'aphthe confluent, il faut insister d'abord sur les collutoires adoucissants et calmants, comme la décoction de guimauve, de pavot, de laitue, avec addition de lait. On touchera les aphthes les plus douloureux avec du mucilage de pepins de coing, soit pur, soit additionné de quelques gouttes de laudanum. Aussitôt que les ulcérations seront peu douloureuses, on emploiera les astringents et les excitants avec ménagement, les boissons acidulées, puis les caustiques, le borate de soude, l'acide chlorhydrique, l'alun, le nitrate d'argent : ce dernier moyen amène une prompte cicatrisation.

§ III. — CARREAU.

Nom vulgaire de l'affection appelée par les médecins *atrophie mésentérique*, et qui consiste dans une dégénérescence tuberculeuse des glandes du mésentère. Cette maladie, qui attaque particulièrement les enfants, surtout ceux qui ont été sevrés trop tôt et nourris d'aliments indigestes, présente pour symptômes un trouble général des fonctions digestives (gaz, diarrhées), une dureté excessive du ventre, jointe à l'amaigrissement des membres et de la face. L'affection peut durer plusieurs mois et guérir, surtout quand l'appétit est conservé ; mais d'autres fois, une diarrhée continue, due à des ulcérations intestinales, se montre rebelle à toute espèce de traitement, et le malade succombe.

Traitement.— Régime adoucissant, cataplasmes, bains émollients ; sangsues si le gonflement du ventre est inflammatoire ; puis régime tonique, amers, huile de foie de morue, ferrugineux, etc.

§ IV. — CONVULSIONS.

Les convulsions (du latin *convellere*, secouer, ébranler) sont des contractions désordonnées et involontaires des muscles. Les auteurs appellent *toniques* les contractions permanentes, et *cloniques* celles qui présentent des alternatives de relâchement.

Les convulsions reconnaissent pour causes : l'enfance, le tempérament nerveux, les excès de travail ou de plaisir, les émotions morales, vives, les passions exaltées, la dentition, la grossesse, l'accouchement ; elles peuvent aussi avoir lieu par *imitation*, comme les couvents et les pensionnats de demoiselles en ont offert des exemples ; enfin elles se montrent aussi dans certaines maladies du cerveau.

Le traitement varie selon les causes qui les produisent. En attendant le médecin, appliquer des sinapismes aux jambes, mettre des compresses sur le front, faire respirer de l'éther.

§ V. — COQUELUCHE.

C'est une affection caractérisée par une toux violente et convulsive, revenant par quintes à des intervalles plus ou moins longs, et consistant en plusieurs expirations courtes et saccadées, suivies d'une inspiration longue, pénible et sonore. La coqueluche attaque presque exclusivement les enf nts, surtout les filles, entre la première et la deuxième dentition, et les sujets lymphatiques et nerveux. Elle sévit particulièrement au printemps et en automne, surtout dans les années froides et humides. La coqueluche est souvent épidémique et toujours contagieuse; ordinairement elle n'attaque qu'une seule fois dans la vie. Les quintes, plus violentes et plus fréquentes la nuit, sont accompagnées d'agitation, de douleurs déchirantes dans la poitrine, avec suffocation imminente; l'accès finit par un vomissement glaireux, après lequel l'enfant reprend immédiatement sa gaieté et ses jeux. La coqueluche est une maladie peu dangereuse, à moins qu'elle ne se prolonge indéfiniment : sa durée peut être de six semaines à cinq ou six mois. On la combat, au début, par des boissons chaudes et mucilagineuses, des juleps ou des loochs gommeux, avec du sirop diacode; puis par des pédiluves, ou mieux des cataplasmes sinapisés aux extrémités, par de légers vomitifs ainsi que par des purgatifs; quelquefois on est forcé de recourir aux révulsifs énergiques, tels que les vésicatoires et les frictions avec la pommade stibiée. Dans les cas d'épidémie, le changement d'air est souvent d'une grande utilité.

§ VI. — COUP DE SOLEIL.

C'est un effet produit sur une partie quelconque du corps par l'action d'un soleil ardent: l'effet du coup de soleil, lorsqu'il porte seulement sur un membre ou sur une partie du tronc, est une espèce d'érysipèle; mais quand il frappe sur la tête, il peut en résulter une affection cérébrale intense.

Les indications de traitement consistent à calmer la douleur et à dissiper l'inflammation. Si l'insolation est légère, elle cède à la diète, au repos, à des lotions émollientes froides, à des boissons tempérantes. — Si elle est intense, elle exige les sangsues à l'anus; des sinapismes, bains de pieds, bains tièdes, purgatifs salins.

§ VII. — CROUP.

Le croup (de l'écossais, *crowp*) est une maladie redoutable, caractérisée par l'inflammation de la membrane muqueuse du larynx, avec coexistence de spasmes plus ou moins violents, et surtout par la production assez rapide de fausses membranes dans les voies aériennes.

Le croup s'observe le plus souvent pendant l'hiver et au commencement du printemps, dans les lieux bas et humides et dans les grands centres de population. Il peut être sporadique, épidémique, endémique, et peut devenir contagieux. Il affecte surtout les garçons de deux à huit ans.

Tantôt la maladie débute par un mal de gorge avec gonflement et sensibilité des glandes sous-maxillaires; tantôt elle éclate subitement : l'enfant se sent réveillé la nuit par un accès de toux violent avec suffocation; cette *toux*, dite *croupale*, est rauque et bruyante; elle fait entendre un son particulier que l'on a comparé à la voix d'un jeune coq; la face est rouge et gonflée, le pouls fréquent; la tête se renverse en arrière par l'effet de la suffocation; la toux et le vomissement expulsent des mucosités épaisses, filantes, mêlées de lambeaux membraneux; la respiration devient convulsive, sifflante, suffocante; enfin, si l'on ne peut arrêter les progrès du mal, il y a suppression de l'expectoration, perte de la voix, sueur froide, refroidissement et lividité des extrémités, abattement comateux, mort par asphyxie. La durée ordinaire du croup est de quatre à cinq jours. Il est le plus souvent mortel; on l'a vu emporter le malade en moins de douze heures.

Le croup exige un traitement très-actif et réclame impérieusement la présence du médecin.

§ VIII. — DANSE DE SAINT-GUY, OU CHORÉE.

Maladie caractérisée par des mouvements involontaires et désordonnés d'une ou plusieurs parties du corps, principalement des muscles des membres.

Causes. — Enfance (âge de sept à quinze ans), sexe féminin (trois filles sur un garçon), tempérament nerveux et irritable. Frayeur, colère, jalousie, onanisme, accroissement trop rapide, vers intestinaux, menstruation difficile. Les climats chauds et les pays très-froids paraissent ne pas présenter d'exemple de cette maladie.

Symptômes. — La chorée s'annonce par un sentiment de fourmillement dans les membres, qui augmente peu à peu et se trouve remplacé par des mouvements convulsifs, devenant de plus en plus sensibles; ils attaquent, pour l'ordinaire, la jambe et le pied du même côté; si le malade veut marcher, il traîne le membre; dans l'état de repos, le pied est agité et porté en divers sens; le bras du même côté éprouve aussi des convulsions en même temps, et il devient d'une agitation telle que ce n'est qu'avec les plus grands efforts que l'enfant peut parvenir à porter quelque chose à sa bouche; l'on voit souvent les muscles de la face et ceux qui servent à la déglutition participer aux convulsions; le sommeil n'est jamais parfaitement tranquille; les malades sont très-mélancoliques, et, chez les filles, cette affection offre toutes les bizarreries que l'on observe dans l'hystérie. Les garçons ont plus de penchant aux mouvements.

Durée. — De six semaines à trois mois; mais, si elle passe à l'état chronique, elle peut durer des années entières. La chorée récidive souvent sous l'influence des moindres causes. Du reste, elle ne menace pas prochainement l'existence, quoiqu'elle se montre rebelle parfois à tout traitement.

Traitement. — L'indication rationnelle est de régulariser l'action du système nerveux et de traiter les causes. On comprend que le médecin soit seul apte à diriger le traitement d'une affection aussi rebelle. On a vanté les émissions sanguines, générales et locales, mais surtout les purgatifs, tel que le calomel et le jalap; les toniques, comme le quinquina et les ferrugineux; les antispasmodiques, surtout lorsqu'on les unit à d'autres médicaments, tels que valeriane, assa fœtida, musc, camphre, belladone, morphine, etc. On a également recours aux bains froids, par immersion ou par surprise, aux bains sulfureux, à l'électricité et aux exercices gymnastiques.

§ IX. — ENGELURES.

Cette affection, commune surtout chez les enfants, se guérit en trempant à plusieurs reprises la partie malade dans un bain d'eau froide sinapisée. Lorsque les engelures deviennent très-douloureuses, on y applique de légers cataplasmes préparés avec la fleur de sureau, le melilot pulvérisé, l'eau blanche, etc. Les engelures ulcérées doivent être pansées avec l'onguent styrax, le cérat saturné, etc. Il faut quelquefois toucher les chairs avec la pierre infernale.

§ X. — GOURME.

Nom donné vulgairement aux exanthèmes du

visage et du cuir chevelu, fréquents chez les jeunes enfants, surtout au moment de la première dentition. On les nomme aussi *croûtes de lait*. On considère ordinairement la gourme comme une dépuration salutaire de la nature, dont le **traitement** doit se borner aux soins hygiéniques.

§ XI. — INCONTINENCE.

On appelle ainsi toute infirmité qui consiste à laisser échapper involontairement de leurs réservoirs naturels les matières que ces réservoirs contiennent. Ce mot s'applique plus spécialement à l'incontinence de l'urine. Chez l'adulte et surtout chez les vieillards, cette infirmité n'est qu'un symptôme d'autres maladies très-diverses. Quant à l'incontinence d'urine chez les enfants, il est quelquefois difficile d'en découvrir l'origine : elle dépend le plus souvent d'une atonie du col de la vessie. Elle est plus commune chez les garçons que chez les filles et s'observe particulièrement chez les enfants faibles et mal constitués. On la combat par une nourriture substantielle et stimulante, les bains froids, la gymnastique, un lit un peu ferme, des frictions toniques avec le vin aromatique ou avec l'eau-de-vie, etc. Souvent l'époque de la puberté amène naturellement la guérison.

§ XII. — MÉNINGITE.

La méningite, *fièvre cérébrale* des anciens, est une inflammation des membranes du cerveau.

Une violente céphalalgie, un état de somnolence et en même temps d'insomnie; la rougeur des conjonctives, la chaleur du front, des tintements d'oreille, des frissons irréguliers suivis de chaleur; plus tard le délire, des convulsions, sont les symptômes ordinaires de la première période de la méningite; une somnolence plus grande, avec paralysie des yeux et difficulté de la déglutition, enfin le coma, caractérisent la deuxième période (dite comateuse). La durée de cette affection est de quinze jours à trois semaines; son pronostic est des plus graves. Parmi ceux qui n'y succombent pas, plusieurs gardent des infirmités incurables; les uns restent sourds, les autres aveugles; d'autres enfin ne retrouvent jamais, ou du moins qu'incomplètement, l'usage de leurs facultés intellectuelles.

Le traitement consiste dans les saignées, les applications de sangsues aux tempes, derrière les oreilles, à l'entrée des narines; des applications froides maintenues sur la tête, les révulsifs les plus puissants appliqués sur les extrémités, et plus tard dans l'emploi des purgatifs.

§ XIII. — MUGUET, MILLET, BLANCHET, STOMATITE.

C'est une inflammation de la muqueuse de la bouche, avec exsudation d'une couche blanche sur la langue, les gencives, la face interne des joues, etc. Cette affection, assez fréquente chez les nouveau-nés, attaque surtout les enfants faibles.

Elle peut être causée par les efforts inutiles que fait l'enfant pour sucer lorsque la nourrice n'a plus de lait, ou bien par un lait trop ancien. D'autres fois, elle paraît dépendre d'une nourriture trop substantielle pour l'âge de l'enfant, de la malpropreté, etc., elle peut aussi accompagner un état plus grave, par exemple une inflammation du canal intestinal.

Si le mal est peu intense (*muguet bénin*), il cède à l'emploi de boissons aqueuses, mucilagineuses et gommées, et au régime. Mais lorsque les aphthes sont confluents, qu'ils s'accompagnent de fièvre, de diarrhée, l'enfant succombe le plus souvent. On prescrit des bains, des fomentations émollientes sur le ventre, de petits lavements, en même temps qu'on promène plusieurs fois par jour, à l'intérieur de la bouche, un petit pinceau trempé dans du vinaigre ou du suc de citron étendus d'eau, édulcorés avec du sirop de mûres ou du miel rosat.

§ XIV. — RACHITISME

Le rachitisme (du grec *rakhis*, épine du dos) est une maladie caractérisée par la déviation de l'épine dorsale, le ramollissement et la déformation des os, la courbure des os longs, le gonflement de leurs extrémités, le volume plus ou moins considérable de la tête, le développement précoce de l'intelligence. Le rachitisme est accompagné de maigreur, de faiblesse générale, de lésions de la digestion, et amène souvent l'atrophie, la fièvre lente et le dévoiement colliquatif. Il se développe particulièrement pendant les premières années de la vie, chez les enfants faibles, issus de parents cachectiques, scrofuleux, scorbutiques, etc., élevés dans les lieux humides, privés d'une nourriture suffisante ou de vêtements convenables, et ne prenant point assez d'exercice : ces enfants sont vulgairement dits *noués*. La marche et la terminaison de cette maladie sont très-variables. Il y a des enfants qui recouvrent la santé à l'époque de la puberté. D'autres deviennent de plus en plus contrefaits et restent dans cet état toute leur vie. Un grand nombre meurent avec des tubercules dans les poumons ou avec une maladie du cœur, un épanchement de sérosité dans le cerveau, etc., etc. On recommande, pour combattre le rachitisme, un air pur, une habitation saine et exposée aux rayons solaires, un régime salubre et fortifiant; des frictions avec un liquide alcoolique, des bains aromatiques, des exercices variés. On peut y ajouter l'eau ferrée mêlée au vin, le sirop de gentiane ou de quinquina, etc.

§ XV. — OREILLONS, PAROTIDE, PAROTIDITE.

Gonflement inflammatoire du tissu cellulaire qui entoure la parotide, glande salivaire située au-dessous de l'oreille.

Cette maladie affecte le plus souvent l'enfance et la jeunesse, rarement elle a lieu deux fois sur la même personne ; les variétés de température la produisent. Quelquefois elle survient aussi dans le cours du typhus et des fièvres graves. Elle s'annonce par des symptômes fébriles suivis de tuméfaction sous l'une et quelquefois sous les deux oreilles, avec chaleur, douleur, tension et fièvre légère ; ordinairement, cet état augmente jusqu'au quatrième jour, diminue ensuite et disparait entièrement les jours suivants. Quelquefois la maladie se termine par suppuration ou par induration, plus souvent par une métastase sur les testicules chez les hommes, sur les mamelles chez les femmes, ou sur d'autres organes essentiels à la vie. Lorsque cette métastase a lieu, elle parait produite par le froid, l'humidité de l'atmosphère, les purgatifs violents, etc.

Le repos, les boissons délayantes et le soin de se garantir du froid les parties affectées, suffisent, la plupart du temps, pour amener la guérison. Lorsque l'engorgement persiste, on emploie les pommades iodées, l'emplatre de Vigo, les frictions avec un liniment volatil, etc.

§ XVI. — ROUGEOLE.

La rougeole (de *rouge*) est une fièvre éruptive précédée et accompagnée de coryza, d'angine, de larmoiement et de toux. Elle a pour caractères de petites taches un peu rouges, un peu proéminentes, semblables à des morsures de puce, qui paraissent du troisième au cinquième jour de l'invasion de la fièvre, et se montrent d'abord à la face, puis au cou, au thorax, aux membres supérieurs, à l'abdomen et aux membres inférieurs. Cette maladie, qui éclate surtout dans les premières années de la vie, dure de sept à huit jours. Les taches disparaissent dans l'ordre de leur éruption, et sont suivies de la desquamation de l'epiderme. La rougeole, peu grave par elle-même, est accompagnée d'une inflammation des bronches, qui n'est pas sans danger. La rougeole est ordinairement le résultat d'une contagion, souvent aussi elle règne épidémiquement. Cette maladie n'attaque guère qu'une seule fois.

On la combat par des boissons mucilagineuses tièdes, le séjour au lit dans une chambre peu éclairée et d'une température douce. Eviter de faire sortir les enfants avant trois à quatre semaines après la maladie.

§ XVII. — SCARLATINE.

La scarlatine (du latin *scarlata*, écarlate) ou *fièvre scarlatine*, est une fièvre éruptive contagieuse et souvent épidémique, caractérisée par des taches d'un rouge écarlate. Le développement de cette maladie est ordinairement précédé d'un malaise général, de frisson, de dégoût, de maux de tête et de symptômes fébriles plus ou moins intenses. Du deuxième au quatrième jour, paraît l'éruption, accompagnée d'un mal de gorge, qui en est un des principaux symptômes; elle débute par de petits points rouges, que remplacent bientôt des taches larges, irrégulières, d'un rouge vif, non proéminentes, qui se montrent d'abord au visage et au cou, puis se répandent sur tout le corps. Ces taches, en s'agrandissant, se réunissent, et la rougeur devient uniforme. L'éruption est accompagnée de fièvre, de prurit, d'une tuméfaction considérable, et quelquefois d'élevures papuleuses au visage et aux extrémités. Au bout de deux ou trois jours, les symptômes diminuent, et bientôt la peau pèle; la desquamation se fait sous forme de petites lamelles.

Aux précautions indiquées pour la rougeole, il faut ajouter celle de séquestrer complétement les malades jusqu'à la fin de l'affection. La scarlatine est souvent grave et exige impérieusement les soins éclairés du médecin.

§ XIX. — SCROFULES OU ÉCROUELLES.

Les causes de cette maladie sont : l'enfance, l'adolescence ou la puberté ; une constitution particulière caractérisée par la tuméfaction des lèvres et des ailes du nez, une peau fine et colorée, des cheveux blonds, des yeux bleus, la tuméfaction du ventre, le développement précoce de l'esprit et des organes génitaux, la fréquence des affections de la peau et des membranes muqueuses, etc.; l'habitation des gorges de montagnes, des lieux humides, obscurs et froids, des lieux marécageux, l'allaitement par une nourrice enceinte ou scrofuleuse; l'usage, durant l'enfance, d'aliments farineux non fermentés; les suites de maladies cutanées; le virus syphilitique. Elles sont héréditaires, endémiques, non contagieuses; elles disparaissent pour reparaitre dans la même partie ou dans d'autres régions.

Symptômes. — Première période. Tuméfactions dures, irrégulières, indolentes des glandes lymphatiques du cou, de l'aisselle, et des autres parties du corps. Phénomènes d'une excitation générale, à laquelle succède bientôt un état d'atonie.— *Deuxième période.* Augmentation de volume, ramollissement, puis fluctuation de ces tumeurs; aspect d'abord luisant, puis couleur bleuâtre, rougeâtre et azurée de la peau qui les recouvre; formation d'ulcères dont les bords sont durs, élevés, tuméfiés, rugueux, décollés, d'un rouge livide, dont la suppuration est claire et grumelée et se continue pendant longtemps, qui se cicatrisent et sont souvent remplacés par l'affection analogue d'autres glandes. — *Troisième période.* Carie des os, état fougueux des ulcères, état squirrheux des glandes; fièvre hectique, consomption et mort.

Le traitement est en grande partie hygiénique : air pur, sec et chaud, vêtements de laine, exercice en plein air, régime fortifiant, viandes rôties, vins généreux; on recommande aussi les frictions sèches ou les fumigations aromatiques, les bains de rivière, et surtout les bains de mer ou sulfureux. De tous les médicaments réputés *antiscrofuleux*, l'iode et les préparations iodées sont ceux auxquels on donne aujourd'hui la préférence; on les prescrit soit à l'extérieur, soit à l'intérieur.

§ XX. — TEIGNE.

Affection du cuir chevelu, qui a pour causes principales la malpropreté, la misère, une nourriture insuffisante et le séjour dans des habitations malsaines et mal aérées; elle atteint surtout les enfants et les vieillards dont l'organisation est plus faible. Lorsqu'elle est récente, les soins de propreté suffisent quelquefois pour la faire disparaître; mais lorsqu'elle a atteint profondément le cuir chevelu, le traitement est plus long et plus difficile. On recourait autrefois à un traitement barbare, celui de *la calotte*, qui consistait à recouvrir la tête d'une calotte de toile enduite de poix, puis à l'arracher violemment pour enlever à la fois l'épiderme et les cheveux. Aujourd'hui, après avoir coupé les cheveux, on fait tomber les croûtes à l'aide de cataplasmes émollients; après quoi on nettoie la peau à l'aide de potions huileuses et savonneuses et de pommades alcalines; le traitement dure environ trois mois.

§ XXI. — PETITE VÉROLE, VARIOLE.

Fièvre éruptive produite par un virus particulier (*virus variolique*), qui se communique par contact médiat ou immédiat, et qui est caractérisé par une éruption générale, ayant lieu sur la peau, par des pustules déprimées à leur centre, remplies d'un liquide d'abord transparent, puis trouble et purulent, qui, après s'être desséchées, laissent des cicatrices plus ou moins durables.

La variole débute par les accidents ordinaires de la fièvre; il s'y joint, comme symptômes spéciaux, des *douleurs vives dans les reins et dans le dos*, parfois même dans les articulations, un mal de tête très-violent, des vomissements pendant le frisson qui marque le début. Cet état dure pendant trois ou quatre jours. Il s'y joint alors de l'assoupissement, une sorte de stupeur analogue à celle de la fièvre typhoïde, et, chez les enfants, il peut y avoir du délire ou des convulsions. Bientôt (quatrième jour), apparaît l'éruption, qui est *discrète* ou *confluente*.

Dans la *variole discrète* ou *bénigne*, les pustules sont éloignées les unes des autres, rouges, arrondies ; elles offrent à leur sommet une vésicule remplie d'un liquide incolore ou jaunâtre, et sont entourées à leur base d'un cercle large et rouge ; ces pustules laissent suinter une partie de la matière qu'elles contiennent ; puis cette matière se durcit et forme une croûte jaune et rugueuse qui brunit et finit par se détacher. La chute des croûtes a lieu vers le vingtième jour. Dans la *variole confluente*, les pustules sont très-nombreuses et très-rapprochées, surtout à la face ; l'éruption est très-rapide, la tuméfaction considérable ; le délire ou l'assoupissement, des vomissements, la diarrhée, de la toux, annoncent une vive irritation cérébrale, pulmonaire ou gastro-intestinale ; il se produit en même temps une salivation abondante ; enfin arrive la dessication qui commence ordinairement par la face. Dans le cas les plus heureux, il se forme une sorte de vaste croûte brunâtre, qui tombe du cinquième au sixième jour, et qui est remplacée par des écailles qui se renouvellent plusieurs fois ; mais, le plus souvent, les pustules s'ulcèrent, et ces ulcérations, altérant l'épaisseur du derme, laissent après elles des cicatrices difformes. Si la maladie doit avoir une issue funeste, il n'y a ni dessication ni formation de croûtes : les pustules s'affaissent rapidement, par l'effet de la résorption du pus ; il survient une prostration des forces et un ensemble de symptômes adynamiques qui deviennent promptement mortels. La variole confluente emporte le tiers de ceux qui en sont atteints ; elle laisse chez les autres des traces plus ou moins apparentes de son passage : déformation des traits du visage, ulcération des paupières, formation de taies sur les yeux, etc.

La *varioloïde* est un diminutif de la variole ; elle débute à peu près de la même manière ; seulement les accidents sont moins graves ; elle est contagieuse, comme le prouvent les exemples que feu le docteur Lunel a cités, en 1856, dans le *Journal Encyclopédique*.

La *varicelle*, ou *petite vérole volante*, se manifeste par un peu de fièvre, dans certains cas même, par l'éruption de petits boutons remplis de sérosité et se desséchant au bout de quelques jours, ce qui caractérise cette maladie, et a lieu sans que la santé soit troublée d'une manière appréciable.

Le traitement de la variole est *préventif* ou *curatif*.

Le traitement préventif est connu de tout le monde (vaccination). Pour le traitement curatif, si la variole est simple ou discrète, on se contente de boissons sudorifiques et adoucissantes, de lavements émollients, de bains de pieds sinapisés. Quand la variole est confluente, une saignée ou une application de sangsues au creux de la poitrine peut être utile dès le début ; il faut insister sur les boissons délayantes, la diète et les dérivatifs ; faire des onctions fréquentes avec de la crème, laver doucement les yeux, la bouche, les oreilles, les narines avec une décoction émolliente ou de laitue. Lorsque la maladie est parvenue à la période de suppuration, quelques praticiens percent les pustules avec une aiguille, pour donner issue au pus, que l'on absorbe avec une éponge fine. D'autres médecins (Bretonneau, Serres) cautérisent les pustules à mesure de leur formation.

DEUXIÈME PARTIE

MALADIES DES FEMMES

§ I. — *Age critique.*

Époque de la disparition définitive des règles chez la femme; elle arrive vers 40 à 45 ans, en même temps que se perd, pour elle, la faculté procréatrice. Le temps critique s'annonce par une irrégularité dans le retour de la menstruation, une diminution progressive de l'écoulement, enfin la suppression complète de la fonction. La plupart des médecins ont exagéré le danger de l'âge de retour; sans doute l'âge critique doit modifier la vitalité de la matrice et faciliter le développement des maladies auxquelles la femme pouvait être prédisposée; mais peut-on oublier que la cessation définitive des règles est un acte physiologique, une fonction normale? Disons donc que l'âge de retour s'opère, généralement, sans accidents chez les personnes habituellement bien portantes et dont la vie a été sage et régulière. Quant aux femmes qui seraient sujettes aux migraines, aux crampes d'estomac, aux spasmes, aux agacements nerveux, aux convulsions hystériques, etc., elles chercheront dans une hygiène bien entendue à éloigner ces accidents; elles doivent être très-réservées sous le rapport des devoirs du mariage; faire usage d'aliments légers et rafraîchissants, éviter les émotions vives, les veilles, les exercices pénibles, combattre la constipation par des lavements simples ou calmants, prendre quelques bains tièdes chaque mois. Nous ne parlerons pas des maladies que la cessation des règles fait surgir chez quelques femmes, telles que : écoulements blancs, démangeaisons violentes, inflammation de la matrice, cancer, pléthore, rhumatismes, affections cutanées, etc., le médecin seul étant apte à les constater et à les traiter convenablement.

§ II. — *Attaques de nerfs.*

On donne ce nom aux spasmes et à divers phénomènes nerveux qui s'observent particulièrement chez les femmes, et qui ne sont qu'un des symptômes si variés de l'*hystérie* dont voici le traitement.

Pendant l'accès : placer la malade sur un lit, la tête élevée ; la desserrer ou enlever les liens qui gêneraient la circulation et la respiration ; donner un libre accès à l'air et faire respirer ensuite l'éther, ou en donner quelques gouttes dans de l'eau de fleurs d'oranger ; s'il y a *congestion cérébrale,* saignée ; s'il y a *suppression de menstrues,* saignée, sangsues à l'anus ; s'il y a *syncope, mort apparente,* il faut recourir aux excitants (ammoniaque, éther acétique, électricité, etc.).

Après l'accès, il faut s'opposer à son retour : régime doux, diète lactée, abstinence de stimulants, exercices musculaires, bains de mer, équitation, etc.

§ III. — *Catalepsie.*

Catalepsie (du grec *catalepsis,* surprise, saisissement), névrose cérébrale intermittente, le plus souvent sans fièvre, caractérisée par la perte instantanée du mouvement et de l'entendement, et surtout par une roideur de muscles, qui permet aux membres et au tronc de conserver, tout le temps de l'accès, la position qu'ils avaient au moment de l'invasion, ou celle qu'on leur donne. Les tempéraments nerveux, les individus sujets à l'hystérie, à l'épilepsie, à la chorée, etc., s'y trouvent prédisposés naturellement. Les magnétiseurs assurent pouvoir produire à volonté une catalepsie totale ou partielle sur certaines personnes ; nous avons été témoin d'un fait de ce genre, ce qui ne veut nullement dire que nous soyons convaincu. Voici le traitement indiqué par le docteur Lagasquie.

L'accès cataleptique est un état aigu qui se termine de lui-même et n'a pas ordinairement de durée. Il est donc inutile d'accabler ces malades de soins superflus. Après les avoir couches, desserré leurs vetements, dégagé leur cou, suffisamment couvert leur corps et leurs pieds, élevé leur tête, donné accès à un air pur et tempéré, à une lumière douce et même un peu vive, on reste paisiblement auprès d'eux sans agitation, sans alarme, car il en est qui voient et entendent ce qui se passe à leurs côtés. Si l'accès se prolonge, l'incertitude de son issue et l'ignorance des soins actifs qu'il réclame doivent faire recourir au médecin ; lui seul peut prescrire et pratiquer une saignée, ordonner une potion antispasmodique et d'autres moyens énergiques commandés par la nature variée des symptomes et de l'intensité du mal. En attendant son arrivée, on réchauffe les parties qui se refroidissent, on pratique des frictions sur les extrémités inferieures, on peut mettre des cataplasmes chauds simples ou sinapisés aux pieds, administrer un lavement émollient ou laxatif, faire flairer légèrement l'éther, l'ammoniaque, les alcools et les vinaigres aromatiques. Ces moyens (moins l'olfaction), conviennent aussi après l'accès, lorsqu'il existe de l'embarras et de la douleur dans la tête. Quant à l'hygiène à observer dans l'intervalle des attaques, elle consiste surtout à éviter les causes morales que nous avons signalées ; de plus, les abus vénériens, les excès alcooliques, les aliments indigestes ou pris en trop grande quantité; à exercer le corps avec persévérance et l'esprit sans fatigue, avec calme, agrément et variété ; à tenir le ventre libre, ne point dormir dans le jour sur les repas, etc. Nous ne dirons rien de la saignée, des sangsues aux tempes, des bains froids et des topiques à la même température sur la tête, des antispasmodiques variés, des purgatifs, de l'électricité et d'autres moyens actifs, salutaires dans l'occurrence, mais qui sont loin de l'être dans tous les cas de catalepsie, et dont le médecin doit seul décider la convenance et l'opportunité.

§ IV. — *Migraine.*

Mal de tête caractérisé par des douleurs lancinantes, vives, superficielles ou profondes, n'occupant le plus souvent qu'*un côté de la tête,* sujet à des retours périodiques réguliers, et souvent sympathique d'un embarras des voies digestives.

Le tempérament nerveux, les affections tristes, l'application profonde et prématurée à l'étude, les veilles, l'action du grand air chez les personnes qui n'y sont point habituées, le retour périodique chez les femmes, l'hérédité, en sont les causes les plus ordinaires. Tissot l'attribuait à des lésions de l'estomac; Hoffmann, à une affection rhumatismale; c'est simplement une névralgie. Les femmes y sont beaucoup plus sujettes que les hommes.

Le début de la migraine est souvent brusque; la douleur commence à se faire sentir au front, vers l'angle interne des yeux, et de là, envahit une partie du crâne (*hémicranie*); chez d'autres sujets, le début est précédé de courbature, de bâillement, quelques-uns ont des nausées, des vomissements même. Bientôt les douleurs deviennent vives, lancinantes, gravatives, les malades éprouvent un malaise extrême, leurs idées sont confuses, leur mémoire presque nulle; enfin ils ne peuvent se livrer à aucune occupation; après huit à vingt heures, tous ces symptômes disparaissent ordinairement.

Le repos et le sommeil sont à peu près les seuls remèdes efficaces dans cette affection.

§ V. — *Névralgie.*

Nom générique d'un certain nombre de maladies qui se reconnaissent aux symptômes suivants : douleur vive, déchirante, quelquefois et surtout dans le commencement avec engourdissement, plus souvent avec pulsations, élancements et tiraillements successifs, sans rougeur, sans chaleur, sans tension ni gonflement apparent de la partie ; cette douleur, qui revient par accès plus ou moins rapprochés, est souvent irrégulière et fixée sur un tronc ou une branche de nerf ; dans le temps du paroxysme, elle se propage et s'élance du point primitivement affecté sur toutes les ramifications, les parcourt jusque dans leurs dernières extrémités, et les suit dans leurs diverses connexions ; elle les affecte toutes ensemble, ou successivement ; d'autres fois, elle se borne plus particulièrement à un ou deux filaments nerveux.

Parmi les moyens employés pour combattre les névralgies, les principaux sont : les ventouses appliquées sur le lieu de la douleur, cataplasmes émollients et narcotiques, flanelle recouverte d'un taffetas gommé, frictions avec des liniments, tantôt calmants et tantôt excitants. On prescrit aussi la *Névrosine Léchelle*, qui est un composé de castoréum, de valériane et autres antinerveux, dont la puissance, dans les migraines et les névralgies opiniâtres, est très-grande. Elle est prise à l'intérieur, à la dose de 5 à 10 gouttes, et, extérieurement en frictions. On peut, à bon droit, la considérer comme un précieux remède prophylactique.

§ VI. — *Névroses.*

Nom générique des *maladies nerveuses,* dont les caractères les plus ordinaires sont d'être de longue durée, intermittentes, sans lésion appréciable, et de ne laisser aucune trace après la mort. A cette classe appartiennent la *chorée,* les *convul-*

sions, l'*épilepsie,* l'*hystérie,* etc., etc. — Les névroses se manifestent, en général, par des troubles graves, effrayants même, qui peuvent atteindre *séparément, simultanément* ou *successivement,* les parties du système nerveux affectées au sentiment, à l'intelligence et au mouvement, mais qui ne sont le plus souvent que peu dangereux.

Le traitement des névroses ne peut qu'être indiqué ici en général. Il faut modifier l'action du système nerveux, tantôt par les antiphlogistiques et les émollients, tantôt par les calmants et les antispasmodiques: dans d'autres cas, par les révulsifs et les dérivatifs, ou enfin par une médication perturbatrice et purement empirique. Les moyens hygiéniques et moraux (régime régulier, exercices, distractions conseils, consolations) ne devront pas être négligés.

§ VII. — *Pâles couleurs ou chlorose.*

Maladie caractérisée par la décoloration, la pâleur excessive de la peau, surtout celle de la face, la flaccidité des chairs, un état de faiblesse habituelle et de langueur générale, la dépravation des fonctions digestives, la petitesse et la fréquence du pouls, les palpitations, la gêne de la respiration, les lassitudes spontanées, la tristesse, etc.

La première indication est de rendre au sang ses propriétés, et de combattre la faiblesse générale. Le traitement doit donc être :

1° *Hygiénique :* séjour à la campagne, habitation dans les lieux élevés, exposés au soleil, air sec, exercice à pied, à cheval, en voiture; jardinage, travail de ménage; vêtement de flanelle sur la peau; frictions sèches, aromatiques sur tout le corps; électricité; régime tonique, chocolat ferrugineux.

2° *Pharmaceutique :* boissons toniques, amères, infusions d'aunée, de houblon, d'absinthe, de centaurée, de gentiane, de quinquina; médicaments *ferrugineux,* surtout employés à l'état élémentaire

ou de sel (sous carbonate, lactate),associés à l'iode.
Les eaux de Spa, de Plombières, de Vichy, de
Passy, viendront seconder utilement le traitement.
Dans tous les cas, on doit avoir recours au médecin.

§ VIII. — *Palpitations de cœur, cardiopalmie.*

Mouvements violents, tumultueux et déréglés
du cœur. Les palpitations *continues* dépendent
souvent d'une lésion physique du cœur; celles qui
sont *intermittentes* tiennent soit à une affection
nerveuse, soit à l'anémie ou à quelque autre cause
organique, souvent difficile à apprécier; elles sont
très-fréquentes dans la chlorose. Le traitement
diffère selon la cause. Y a-t-il palpitations *nerveuses;* exercice modéré, distractions, régime doux,
bains, lavements d'assa fœtida, digitale, bains de
pieds sinapisés. Y a-t-il palpitations *anémiques;*
régime analeptique. Combiner les toniques, les
ferrugineux et les antispasmodiques. Les battements de cœur sont-ils dus à une cause *organique;*
diète, repos, saignées, sangsues à l'anus ou à la
vulve, bains tièdes prolongés, digitale.

§ IX. — *Syncope.*

Perte subite de sentiment et de mouvement, avec
suspension de la respiration. Selon le degré de l'accident, on l'appelle *défaillance,* *évanouissement,*
lypothymie (vulgairement *se trouver mal*). La syncope est l'effet d'une cessation momentanée de l'action du cœur; le cœur cessant de battre et le sang
n'arrivant plus au cerveau, l'action de cet organe
s'anéantit, et les sensations, la locomotion et la
voix, qui sont, ainsi que la respiration, sous la
dépendance de l'organe encéphalique, se trouvent
interrompues. C'est, en quelque sorte, une éclipse
de la vie. Les maladies qui attaquent le cœur et
les gros vaisseaux qni en partent, plusieurs affections cérébrales et pulmonaires, les émotions vives,

l'anémie, la pléthore, une abstinence trop prolongée, etc., sont les causes les plus ordinaires de la syncope.

Traitement. — Exposer au grand air les individus qui ont une syncope, desserrer leurs vêtements pour rendre la circulation plus libre, et les coucher horizontalement, afin de favoriser l'arrivée du sang au cerveau. — Les frictions, les aspersions avec de l'eau froide vinaigrée, l'inspiration des sels, de l'éther, etc., sont d'utiles auxiliaires du traitement.

TROISIÈME PARTIE

MALADIES PRINCIPALES DES ADULTES

§ I. — *Amygdalite.*

L'amygdalite, dite aussi *angine tonsillaire, es-quinancie,* est une inflammation des amygdales, produite le plus souvent par un refroidissement subit. Elle commence ordinairement par une de ces glandes qu'elle abandonne bientôt pour se porter sur l'autre. Les symptômes sont un sentiment de gêne, de douleur, de sécheresse dans la gorge ; si l'inflammation occupe les deux amygdales à la fois, l'action d'avaler, de respirer et de parler est très-difficile ; la douleur se propage à l'oreille par la trompe d'Eustache, l'ouïe devient dure ; enfin il y a fièvre, inappétence, soif, enduit blanchâtre de la langue, et menace d'asphyxie si les symptômes persistent. En déprimant la langue, on voit les amygdales gonflées et rouges dépasser les piliers du voile du palais. — La maladie dure de quatre à quatorze jours, et se termine, dans les cas prononcés, par suppuration : une tache grisâtre sur l'amygdale indique cette terminaison, et le rejet d'un pus fétide par la toux ou le vomissement délivre instantanément le malade.

Le traitement consiste dans la diète, les boissons délayantes, mucilagineuses, les cataplasmes émollients autour du cou, les vapeurs de même nature dirigées vers l'arrière-bouche. Si la douleur et l'inflammation sont très-fortes, la saignée générale est indiquée, surtout chez les sujets sanguins : on applique des sangsues au cou ; mais pour obtenir de bons effets de cette pratique, il faut la faire suivre de bains de pieds *sinapisés* et de moyens dérivatifs énergiques. Les vomitifs sont indiqués

lorsqu'un enduit sale recouvre la langue, que des
signes d'embarras gastrique existent, et encore
dans le but d'amener la rupture du foyer purulent,
ou de combattre l'imminence de l'asphyxie, qui
heureusement n'arrive que dans des cas très-rares.

§ II. — *Angine.*

L'angine (de *angere*, étrangler) donnait autrefois son nom à toute affection caractérisée par une
douleur de la gorge, accompagnée d'une difficulté
d'avaler et de respirer ; ce mot a été conservé,
mais en le faisant suivre d'un qualificatif de sa
nature et du siége de l'organe malade. Voici les
principales espèces d'angines :

1° L'ANGINE GUTTURALE, ou inflammation de toutes les muqueuses qui s'étendent de l'arrière-bouche à une portion assez profonde du pharynx.
Elle reconnaît pour causes les variations atmosphériques, un refroidissement subit. Elle est. caractérisée, au début, par un sentiment de gène, de
douleur à la gorge et de difficulté d'avaler ; la muqueuse du fond de la gorge est sèche, rouge, lui-
sante ; plus tard, une matière filante forme quelquefois une couche grisâtre, surtout sur les amygdales ; parfois nausées, amertume de la bouche,
soif et fièvre ; le pronostic n'est pas grave ;

2° L'ANGINE PHARINGÉE, qui a son siége au bout
du tube supérieur par lequel les aliments descen-
dent dans l'estomac ou *pharynx* ; ici l'action d'a-
valer est moins difficile, mais un toux pénible pro-
voque l'expulsion d'un mucus tapissant la paroi
de l'arrière-bouche. Elle n'offre pas non plus de
gravité ;

3° L'ANGINE TONSILLAIRE, voy. *amygdalite* ;

4° L'ANGINE COUENNEUSE (maligne), qui a pour
caractère spécial la formation et le développement
sur le voile du palais, les amygdales et le pharynx, de concrétions d'un blanc grisâtre ou jaunâtre dues à une exsudation particulière de la
muqueuse qui tapisse ces organes ; il y a en même

temps douleur, fétidité de l'haleine, fièvre, etc. Cette affection, qui est quelquefois épidémique chez les enfants, se termine souvent par la mort, à moins de secours prompts. Elle complique quelquefois aussi la scarlatine. Il est prudent d'éloigner les enfants et les malades de ceux qui sont atteints de cette espèce d'angine ;

5° L'ANGINE GANGRÉNEUSE, qui ne nous paraît guère qu'une terminaison de l'angine couenneuse, et dans laquelle les membranes sont ramollies et souillées d'une sanie fétide, de tâches livides, noirâtres au fond de la gorge ; elle est précédée ou accompagnée de symptômes généraux graves, et se termine presque toujours par la mort. Elle est épidémique dans les contrées malsaines, et susceptible de se propager par contagion.

Il est toujours imprudent d'entreprendre le traitement des angines sans consulter un médecin.

§ II. — *Constipation.*

La constipation (du latin *constipare*, resserrer) est cette indisposition qui provient tantôt d'un défaut de secrétion muqueuse ou biliaire, tantôt d'une trop grande activité du système absorbant, tantôt enfin de l'insuffisance de l'influence nerveuse. Elle est quelquefois le symptôme d'une maladie ; mais, le plus souvent, c'est un simple dérangement dans l'état normal. La vie sédentaire, les occupations intellectuelles, les affections morales, le temps froid et sec, l'occasionnent souvent. Elle cède ordinairement aux boissons rafraîchissantes, aux bains tièdes et aux lavements simples ; quelquefois on est obligé d'avoir recours aux lavements purgatifs. Les personnes sujettes à la constipation doivent s'astreindre au régime végétal.

§ IV. — *Coryza.*

Le coryza (mot grec conservé en français pour désigner l'inflammation catarrhale de la membrane pituitaire ou muqueuse des fosses nasales, connue vulgairement sous le nom de *rhume de cerveau*) est une affection qui a le plus souvent pour causes la suppression subite de la transpiration interne, d'où naît l'inflammation. L'impression du froid, particulièrement à la tête et aux pieds, l'occasionne le plus souvent. Quelquefois il accompagne ou précède les épidémies de *grippe* ou *influenza*, ainsi que la coqueluche, la rougeole, la variole et la scarlatine. Les enfants, les femmes les sujets lymphatiques y sont plus particulièrement prédisposés.

Le coryza débute par un sentiment général de malaise et de lassitude, souvent accompagné de frissons, de courbature dans les membres; il s'y joint, surtout au-dessus de la racine du nez, un mal de tête qui est plutôt une pesanteur qu'une douleur aiguë. Les narines sont le siége d'une démangeaison fort incommode, qui occasionne de fréquents éternuements, un larmoiement continuel des yeux avec tintement dans les oreilles, battement des tempes et abolition complète de l'odorat.

Le *coryza* est, le plus souvent, une incommodité qu'une maladie, et l'expérience prouve que la médication, suivie jusqu'à ce jour, se basant sur les fumigations, les vésicants, et les poudres sternutatoires, est vicieuse; il faut, au contraire, proscrire tout moyen surexcitant, calmer les membranes enflammées et modifier au début la secrétion produite par l'usage des astringents sédatifs, dans les cas ordinaires.

Lorsque la respiration est très-difficile, quand la membrane olfactive n'apprécie plus les odeurs, s'il survient de la fièvre et de l'inappétence, on emploiera alors la *Cérébrine Léchelle* comme le tabac, concurremment avec un melange d'une cuillerée à café *d'Opium de l'abbé Rousseau*, dans 3 cuillerées à soupe d'eau de roses; on en reniflera et on en maintiendra, à l'aide d'un peu de ouate

sur la membrane pituitaire pendant plusieurs
heures, deux fois par jour.

§ V. — *Diarrhée, dévoiement, dyssenterie.*

La diarrhée, vulgairement *dévoiement, cours de
ventre,* n'est, le plus souvent, qu'un symptôme de
l'inflammation de l'intestin, ou d'un accroissement anormal de la sensibilité de la membrane
muqueuse intestinale. On la combat par les mêmes
moyens. Cette affection peut être produite par l'u-
sage d'aliments indigestes, de remèdes purgatifs,
par l'impression du froid, etc. L'enfance, la faiblesse de la constitution, le tempérament lympha-
tique, paraissent y prédisposer. Sa durée est de
quatre à sept jours et sa terminaison favorable.

La dyssenterie est une inflammation de l'intestin, caractérisée par une diarrhée sanguinolente
avec coliques vives, épreintes, douleurs à l'anus,
malaise extrême. Elle est très-grave quand elle
est épidémique, et surtout dans les pays chauds.
Elle est *aiguë* ou *chronique;* quand elle est aiguë,
elle se termine ordinairement au bout de quinze
à vingt-cinq jours *par résolution,* souvent *par la
mort,* surtout lorsqu'elle se complique de gastro-
entérite. Cette maladie réclame un traitement
antiphlogistique très-actif : repos, diète, boissons
gommeuses et mucilagineuses, cataplasmes émollients, demi-lavements albumineux, amidonnés
ou opiacés, sangsues, bains tièdes prolongés.

§ VI. — *Épilepsie.*

L'épilepsie (du grec *epilepsis,* saisissement),
vulgairement : *mal caduc, haut mal, mal sacré, mal
lunatique,* etc., est une affection nerveuse cérébrale qui se manifeste par accès plus ou moins
rapprochés, ordinairement brusques, dans lesquels il y a abolition complète des fonctions des
sens et de l'entendement, et mouvements convulsifs. « L'épilepsie se déclare plus souvent avant

qu'après la puberté, chez les tempéraments nerveux et irritables, chez les femmes, dans les climats froids ; quelquefois elle est héréditaire et presque toujours incurable. La frayeur, la colère, les excès de toute nature, surtout les habitudes solitaires, les passions vives, les lésions sur la tête, en sont les causes ordinaires. L'accès est quelquefois précédé de malaise et de vertiges, ou d'assoupissement, et souvent d'une sensation particulière (*aura epileptica*), qui, de la tête, de l'un des bras ou de quelque autre point du corps, gagne rapidement le cerveau ; d'autres fois le malade tombe comme foudroyé. L'œil est fixe, le visage rouge, gonflé, livide, la bouche écumante et distordue, la respiration bruyante et stertoreuse ; tout le corps devient insensible et est agité de mouvements convulsifs ; après l'accès, stupeur et accablement général, pesanteur de tête, face pâle, sueur abondante ; nul souvenir de tout ce qui s'est passé. Les attaques d'épilepsie, très-irrégulières dans leur marche et dans leur retour, durent ordinairement de cinq à vingt minutes ; elles peuvent aussi se prolonger plusieurs heures ; alors la mort peut en résulter.

La prudence exige que, pendant une attaque d'épilepsie, les malades soient couchés sur un matelas, et que l'on éloigne d'eux ce qui pourrait les blesser.

De plus, on devra placer dans la bouche du malade, lors de l'attaque, un tampon de linge ou un morceau d'amadou très épais, afin d'empêcher l'épileptique de se mordre la langue ou les lèvres. Si le sujet est pléthorique, ou si la violence de l'attaque peut faire craindre une congestion cérébrale ou une hémorragie, la saignée est indiquée.

§ VII. — *Erysipèle.*

L'érysipèle (du grec *éryein*, attirer, et *pélas*, proche) est une inflammation superficielle de la peau, non contagieuse, avec fièvre générale, tension et tuméfaction de la partie, douleur et chaleur plus ou moins cuisante, et rougeur inégalement circonscrite, disparaissant momentanément sous la pression du doigt. La partie affectée est parsemée, au bout de quelques jours, de petites pustules ou vésicules, remplies d'une sérosité roussâtre, qui bientôt se rompent, se dessèchent, et tombent sous forme d'écailles furfuracées. C'est surtout au printemps et en automne que s'observe cette affection, qui règne quelquefois épidémiquement.

Si l'érysipèle est *simple*, il n'exige que la diète, des boissons rafraîchissantes, des lotions d'eau de guimauve ou de sureau, des laxatifs ; s'il est plus *intense*, avec *fièvre*, il exige la saignée, les purgatifs : un vomitif est utile, s'il y a embarras gastrique.

Si l'érysipèle est phlegmoneux, œdémateux, on emploie la compression, les scarifications, les incisions, les onctions mercurielles, la cautérisation (azote d'argent), etc. Enfin, s'il est *ambulant*, il faut le fixer en appliquant un vésicatoire sur le lieu qu'il occupe ou sur l'un de ceux qu'il a précédemment occupés.

A ces moyens, nous ajouterons l'*Eau sanitaire Léchelle ;* pour lotions et applications de compresses placées immédiatement sur les points envahis et renouvelées de 10 en 10 minutes. L'action de cet antiputride enraye promptement l'érysipèle, et l'annihile dans le cours de 48 heures, si l'on administre intérieurement, par demi-heure d'intervalle, une cuillerée à soupe, à la fois, de sel de Glauber, dans quatre cuillerées d'eau ordinaire, pendant quatre heures, sans interruption.

§ VIII. — *Fièvre typhoïde.*

Voyez *Fièvres*, aux *Maladies générales*.

§ IV. — *Fluxion de poitrine* ou *pneumonie.*

C'est l'inflammation du parenchyme pulmonaire. Elle est aiguë ou chronique.

La *pneumonie aiguë* est causée, le plus souvent, par un refroidissement subit, un exercice trop violent, un écart de régime, une blessure du poumon, etc. Symptômes : frisson suivi de chaleur, pouls fréquemment dur, sentiment d'ardeur dans la poitrine. douleur profonde, pongitive, mais n'augmentant pas par une forte inspiration, comme dans la pleurésie : difficulté de respirer, toux, expectoration de matières muqueuses, toujours visqueuses, souvent sanguinolentes, d'une couleur de jus de pruneaux ou purulentes ; vive rougeur de la pommette du côté du poumon affecté ; décubitus pénible, surtout sur le côté sain ; matité à la percussion, râle sous-crépitant, perception de souffle bronchique et de bronchophonie à l'auscultation. Il y a exacerbation vers le soir. La maladie dure de 7 à 21 jours, et se termine le plus fréquemment par résolution, très-rarement par gangrène, ou bien par suppuration. Le pronostic est en général favorable.

La *pneumonie chronique* se reconnaît presque toujours à une petite toux sèche ou avec expectoration, qui revient principalement après le repas, le soir, et durant la nuit, à une douleur obtuse et profonde de la poitrine. La respiration est pénible ; il y a dans l'un des deux côtés matité ; absence presque complète du bruit respiratoire ; souffle bronchique et bronchophonie. Durée indéterminée ; pronostic grave.

Traitement. — La maladie est-elle légère, deux ou trois saignées l'arrêtent ordinairement. Est-elle au contraire violente ; les crachats sont-ils abondamment teints de sang, on est quelquefois obligé de revenir à la saignée ; on seconde l'effet des émissions sanguines par des boissons émollientes ; si la maladie ne cède pas, on recourt à l'emploi de l'émétique à hautes doses. Quant aux vésicatoires appliqués sur la poitrine, ils ne sont réellement avantageux que quand la période aiguë est passée, ou chez les sujets faibles ou trop âgés pour supporter impunément de copieuses saignées.

Lorsqu'on craint que la maladie ne passe à l'état chronique, on place fréquemment, sur les parties voisines du siège du mal, des cataplasmes sinapisés, des vésicatoires volants ; le malade doit parler peu, marcher lentement, se garantir du froid et surtout de l'humidité, et porter des vêtements de flanelle sur la peau, se nourrir de laitage et porter un cautère au bras.

§ X. — *Gale.*

La gale est une éruption d'un très-grand nombre de pustules sur la peau qui causent une démangeaison très-incommode, surtout pendant la nuit. Elle est occasionnée par la malpropreté, par le contact avec un galeux, et déterminée par une espèce de ciron, qui se loge au-dessous de l'épiderme et irrite la peau. C'est ordinairement dans l'intervalle des doigts, au creux des jarrets et autres jointures qu'elle se manifeste ; de là, elle se répand sur tout le corps. Il se développe ensuite des pustules dures à leur base, et offrant à leur sommet une vésicule très-petite remplie d'abord d'une sérosité limpide, puis d'un véritable pus.

Traitement de la gale par la méthode du Dr Hardy.

« En arrivant à l'hôpital Saint-Louis, j'ai trouvé, dit M. Hardy, le traitement de la gale institué de la manière suivante par M. Bazin : le malade prend un bain à son entrée ; le soir, il est frictionné avec la pommade sulfo-alcaline d'Helmerich. Le deuxième jour, à six heures du matin, un nouveau bain, nouvelle friction générale. Troisième jour, un bain, et le malade est renvoyé guéri. Ce traitement ne compte que six insuccès sur six cents malades qui l'ont subi. J'ai tenté quelques essais pour réduire la durée du traitement, qui, évidemment, n'a d'autre but que de tuer les acarus, et je suis arrivé à ce point de guérir la gale en deux heures. A l'arrivée du malade, je lui fais faire une friction générale d'une demi-heure avec le savon noir. Cette friction a pour but d'enlever la malpropreté qui recouvre le corps et de rompre les sillons. Je fais donner après un bain d'une heure au malade, que l'on frotte pendant toute la durée du bain, pour ramollir l'épiderme et pour achever de détruire les sillons, puis je lui fais faire une friction générale pendant une demi-heure avec la pommade d'Helmerich sur toute la surface du corps. Le malade est guéri après cette friction, qui a tué les acarus. Je ne parle pas des éruptions secondaires, qui disparaissent après quelques bains simples, et qui ne tiennent aucunement à la gale. »

§ XI. — *Gastralgie.*

Affection essentiellement nerveuse, rarement accompagnée de fièvre ou d'inflammation, ordinairement caractérisée par des *besoins* qui simulent le sentiment de la faim, par des tiraillements et une sorte de défaillance ; souvent les malades digèrent avec la plus grande facilité les aliments qui sembleraient les moins convenables. Bornée à l'estomac, on l'appelle *gastralgie ;* aux intestins, *entéralgie ;* occupant les intestins et l'estomac, elle se nomme *gastro entéralgie.*

Traitement.—Cette maladie étant des plus communes, nous empruntons son traitement à trois médecins distingués, MM. Georget, Fabre et Jolly.

Dans le traitement de la gastralgie, trois sortes d'indications peuvent se présenter à remplir : 1º combattre l'influence des causes de la maladie ; 2º traiter de la maladie elle-même ; 3º diminuer momentanément la violence des douleurs. La première indication est souvent difficile ou même impossible à remplir ; de là, la difficulté ou même l'impossibilité de faire cesser la gastralgie. Ainsi, malgré ses souffrances d'estomac, l'homme de lettres continuera ses occupations ; les contrariétés, l'ennui, les chagrins ne cessent point d'exercer leur fâcheuse influence tant que la cause qui les produit subsistera : aussi les gens de lettres qui font des excès d'étude, les femmes qui sont en proie à des contrariétés et à des chagrins permanents, et les jeunes gens adonnés avec excès à la masturbation, ont-ils généralement des gastralgies presque continuelles.

Lorsqu'on est parvenu à détruire en totalité ou en partie les causes de la maladie, on doit, d'abord, diriger toute son attention sur les modificateurs fonctionnels de l'appareil organique malade, en un mot sur le régime alimentaire. Une nourriture douce, mais substantielle, plus animale que végétale, des viandes roties, des œufs frais, du laitage, des compotes de fruits, des boissons gazeuses coupées avec le vin de Bordeaux ou tout autre, abondant en arôme et en matière tannine, quelquefois même de la bière bien fermentée, doivent avoir les plus heureux résultats, surtout si leur emploi est secondé par un exercice modéré, à pied, à cheval ou en voiture, suivant l'état et les habitudes du malade, les exercices manuels, le séjour à la campagne dans un air sec et vif, sur un lieu un peu élevé, mais dont la température soit modérée.

Si la susceptibilité de l'estomac est extrême, on est quelquefois obligé de soumettre les malades, pendant des semaines et même des mois, exclusivement à l'usage du lait d'ânesse ou du lait de vache coupé avec l'eau sucrée ou gommée. Ceux qui éprouvent ce qu'ils appellent des besoins, des tiraillements et des faiblesses d'estomac, simulant la faim, ceux mêmes qui sont tourmentés par une faim excessive, feront bien, suivant la judicieuse remarque du dernier auteur que nous venons de citer, de s'abstenir d'ingérer de grandes quantités d'aliments : ce sont là en effet des besoins factices, sans cesse renaissants, qu'il faut tromper et non satisfaire. Les boissons aqueuses, rendues un peu toniques par quelques gouttes d'eau de menthe ou de fleurs d'oranger, suffisent ordinairement à cet effet ; mais, comme la soif est rarement très-prononcée, il est toujours prudent de donner des boissons en quantité modérée, pour ne pas augmenter le tension du ventre et les flatuosités.

Quant aux moyens pharmaceutiques, ce que nous savons de la longueur ordinaire de la maladie et de sa ténacité nous fait de suite prévoir que le nombre de ceux qui ont été proposés doit être immense. Ceux sur lesquels on a le plus insisté et qui semblent en effet compter le plus de succès sont les antispasmodiques, les éthers, les opiacés, les amers, les ferrugineux, les alcalins, les bains, les révulsifs cutanés, dont on subordonne l'emploi aux variétés infinies des causes et des symptômes de la maladie.

Le célèbre professeur Hufeland, dans un travail intitulé : l'*Art de prolonger la vie*, propose une liqueur digestive, dont les effets antigastralgiques deviennent un éclatant témoignage de ses propriétés précieuses. En effet, ce remède, composé d'extrait de chicorée, de rapontic, de feuilles de quelques labiées, de laurier-cerise et de curaçao, mérite la réputation dont il jouit, surtout en Allemagne, où son digne et vénérable auteur l'a propagée. Elle est ordonnée par cuillerée à café pure, ou dans de l'eau sucrée.

Quelquefois, la gastralgie, après avoir résisté à tous les médicaments, disparaît par les seuls efforts de la nature.

Enfin, comme très-souvent, ainsi que nous l'avons fait observer, les altérations nerveuses de l'estomac et des diverses parties du tube digestif sont les conséquences directes de quelques maladies étrangères à cet appareil organique, comme la chlorose, la leucorrhée, l'hypocondrie, l'hystérie, il est évident que leur guérison est intimement liée au traitement de ces maladies.

§ XII. — *Gastrite.*

La gastrite (du grec *gaster*, estomac) est une inflammation de la membrane muqueuse de l'estomac, reconnaissant pour causes ordinaires les écarts du régime, l'usage d'aliments altérants ou irritants, les excès de boissons spiritueuses ou glacées, les indigestions répétées, l'introduction dans l'estomac de poisons âcres ou corrosifs, les pressions habituelles sur cet organe, notamment *celles exercées par les corsets trop serrés*, les violences externes (coups, chutes sur cette région), l'impression du froid, etc. — La gastrite est *aiguë* ou *chronique*. La *gastrite aiguë* s'annonce ordinairement par « de la chaleur, de la soif, de l'inappétence, de la fièvre, de l'insomnie ; bientôt, douleur vive à l'épigastre, augmentant par la pression ; bouche brûlante, langue rouge, jaunâtre et sèche ; désir continuel de boissons froides et acides ; puis, le plus souvent, vomissements, hoquets, éructations, et troubles divers de la respiration, de la circulation et de l'innervation, etc. La *gastrite chronique* succède le plus communément à la précédente. Ses symptômes sont : lenteur et difficulté dans les digestions, sentiment d'un poids incommode ou d'une douleur obscure à l'épigastre après les repas : malaise général, flatuosités acides, langue blanchâtre, rouge à la pointe ; quelquefois des nausées, plus rarement des vomissements ; puis irritabilité dans le caractère, nuits agitées, constipation ; le malade maigrit insensiblement, et succombe à une fièvre lente si l'on ne parvient à remédier au mal. La gastrite aiguë se se termine soit par *résolution*, soit par *ulcération*, par la *gangrène*, ou par la *perforation* des membranes de l'estomac, enfin par la mort. La gastrite chronique se termine souvent par le *squirre*.

Dès que cette affection se manifeste, dit Aubert, il faut lui opposer un traitement énergique. La première condition de ce traitement, c'est la diète absolue ; viennent ensuite quelquefois la saignée au bras, mais bien plus souvent une forte application de sangsues sur la région de l'estomac ; les cataplasmes émollients, les boissons mucilagineuses, comme la fleur de mauve, mais en petite quantité ; puis les vésicatoires appliqués de chaque côté au-dessous de la poitrine, les lavements d'eau de son, de graine de lin, les bains. Une fois que la période aiguë est passée, la diète cesse de devoir être aussi absolue ; on peut se permettre quelques aliments legers et de facile digestion, comme le lait, les crèmes, les potages, les compotes de fruits. Quand l'état chronique est bien marqué, les eaux minérales, soit sulfureuses, soit ferrugineuses, prises à la source même, ont quelquefois donné de bons résultats. Celles qui sont chargées d'acide carbonique, telles que celles de Seltz, de Vichy, ont aussi donné des succès. Mais qu'on y prenne garde, ce que des médecins appellent encore *gastrite chronique,* par habitude, ou pour se faire comprendre, est bien plus souvent une affection primitive nerveuse de l'estomac (gastralgie) que la suite d'une véritable inflammation.

§ XIII. — *Hémorragie.*

L'hémorragie (du grec *haima,* sang, et *rhagénai,* rompre) est un écoulement d'une quantité notable de sang, soit par la rupture de quelque vaisseau, soit par voie d'exhalation. Les hémorragies sont *actives* si elles dépendent d'une exaltation de l'action organique, ou *passives* si elles tiennent à une débilité générale.

Traitement. — Les *Hémorragies actives* sont souvent une voie de déplétion générale ouverte par la nature, et qui prévient de plus graves accidents. Cependant, si elles sont abondantes et de longue durée, la saignée est indiquée ; on mettra ensuite le malade à l'usage des boissons froides acidulées ; on irritera par des bains de pieds sinapisés, de cataplasmes de farine de moutarde, une partie éloignée ; enfin l'on appliquera sur le lieu même de l'hémorragie des compresses trempées dans l'eau glacée ou dans quelques hémostatiques ; on emploiera la compression, le tamponnement.

Dans tous les cas d'hémorragies, *l'Eau de Léchelle* est utilement employée ; elle est surtout

destinée à arrêter les hémorragies de cause interne ; cette eau bienfaisante reconnaît pour base
les éléments actifs d'un certain nombre de substances astrictives, pectorales et antiputrides. De
nombreux faits cliniques ont démontré l'efficacité
réelle de cet hémostatique de propriétés complexes
du plus recommandable emploi.

Dans un *Mémoire* à l'Institut de France, l'auteur de *l'Eau de Léchelle* en a consigné la composition et les heureux effets.

(*Voir en tête de l'ouvrage.*)

§ XIV. — *Indigestion.*

Trouble passager des fonctions digestives, qui
survient ordinairement quelques heures après
l'ingestion des aliments trop copieux ou de mauvaise qualité, ou sous l'influence d'une cause
étrangère, telle que l'action du froid ou une affection morale. S'il y a seulement gène et pesanteur
de l'estomac, avec rapports, ballonnement du
ventre, on rétablit la régularité de la digestion,
soit en prenant une faible quantité de liqueur spiritueuse, eau-de-vie, rhum, etc., soit au moyen
d'une légère infusion de thé, de camomille, de
tilleul, etc., sucrée et aromatisée avec quelques
gouttes d'eau de fleurs d'oranger. Si les vomissements surviennent, il faut les aider en avalant de
l'eau tiède ; les infusions sont également bonnes
après, pour remettre l'estomac de la secousse qu'il
vient d'éprouver. Enfin, s'ils se font trop attendre,
que le malade reste longtemps avec du malaise,
de la pesanteur de tête et des envies de vomir, il
faut provoquer le vomissement en titillant la
luette avec une barbe de plume ou quelque moyen
analogue ; ou bien, au besoin, prendre 5 centigrammes d'émétique.

§ XV. — *Jaunisse, ictère, ictéricie.*

Maladie caractérisée par la coloration jaune de
la peau, des conjonctives et de l'urine, coloration
qui est due à l'infiltration de la partie colorante

de la bile dans les divers tissus, et à son mélange avec le sang. Elle a pour causes une vive émotion morale, une affection abdominale ou (maladie de foie), dont elle n'est que le symptôme. Quand elle existe seule, elle est peu grave et dure de trois à six semaines, et se dissipe le plus souvent à l'aide d'un régime doux *végétal*, de bains et de boissons rafraîchissante (limonade, orgeade, petit lait). On peut aussi recourir avec avantage aux purgatifs salins (sulfate de soude, de magnésie, etc.).

§ XVI. — *Panaris.*

Inflammation phlegmoneuse des doigts, produite quelquefois par un coup, par une piqûre ou par l'arrachement des pellicules appelées *envies*.

Le panaris, qui est caractérisé par une douleur profonde, par des élancements insupportables, par des symptômes inflammatoires intenses, doit être traité par les saignées locales, les cataplasmes émollients opiacés. Malgré ces moyens, cette affection amène le plus souvent, au milieu d'angoisses atroces, des suppurations profondes, des caries ou des nécroses des phalanges, si l'on ne se hâte de pratiquer une incision longitudinale sur la face palmaire du doigt, ou la cautérisation. Après l'incision et la cautérisation, on emploie les lotions, les bains locaux, les cataplasmes émollients, narcotiques, etc. S'il y a réaction fébrile, on recourt à la diète, aux saignées, aux boissons rafraîchissantes, etc.

§ XVII. — *Pleurésie.*

Inflammation de la plèvre (membrane qui recouvre les côtes), reconnaissant pour causes le froid, l'ingestion d'une boisson froide après un exercice violent, le rhumatisme articulaire, etc. La maladie est *aiguë* ou *chronique*.

Les symptômes à l'état aigu sont : douleur pongitive dans un des côtés de la poitrine, augmentant durant l'inspiration, par les efforts de la toux et par la pression ; respiration difficile ; inspira-

tion courte et fréquente, toux sèche avec un peu
d'expectoration ; il est impossible de se tenir couché sur le côté douloureux ; le pouls est fébrile,
tantôt dur et développé, tantôt petit et concentré ;
il y a un paroxysme le soir. Lorsqu'il s'est fait un
épanchement dans la cavité des plèvres, on observe
de l'égophonie (voix de chèvre) et de la matité.
Cette maladie dure de quinze à vingt jours ; elle
se termine soit par résolution, soit par un épanchement de sérosité ou de pus.

A l'état chronique, la pleurésie peut s'établir
lentement ou succéder à l'état aigu de la même
affection. Elle est alors caractérisée par des douleurs vagues dans la poitrine, une petite toux
sèche, de l'oppression par intervalles, des frissons,
des mouvements fébriles irréguliers, avec dureté
du pouls; elle se termine tantôt par un épanchement séreux purulent, tantôt par la phthisie pulmonaire. Cette maladie a, le plus souvent, une
issue funeste ; mais sa durée est quelquefois très-
longue.

Traitement. — Il n'y a pas de maladie, dit le
docteur Bossa, qui réclame plus impérieusement
les émissions sanguines que la pleurésie *aiguë.*
On doit saigner une, deux, trois fois même dans
les vingt-quatre heures les sujets jeunes et robustes dont le pouls est plein, dur et fréquent ; le len-
demain on recommence si cela est nécessaire. En
même temps, on applique, sur le siège de la douleur 15, 20, 30 sangsues, dont on couvre les pi-
qûres de cataplasmes. On administre un laxatif
(calomel, huile de ricin) pour combattre la constipation ; tout cela, aidé par le repos, la diète et
les boissons adoucissantes. Lorsque la période aiguë est passée, que la fièvre est tombée, il convient
d'activer les sécrétions pour hâter la résorption
du liquide épanché ; on a recours particulièrement aux diurétiques (digitale en poudre ou en
infusion, chiendent nitré, acétate de potasse), et
aux purgatifs (calomel, eau de Sedlitz). Il est d'u-
sage aussi d'appliquer un large vésicatoire sur le

côté malade. » — Dans la pleurésie *chronique*, il est rarement nécessaire de tirer du sang. Cependant les ventouses scarifiées ou une petite saignée révulsive sont souvent indiquées. C'est aux exutoires sur la poitrine (vésicatoires, moxas, cautères), aux diurétiques et aux purgatifs comme ci-dessus, qu'on doit recourir. Il faut soutenir le malade par une alimentation légère, douce et analeptique, et le placer dans des conditions hygiéniques convenables.

§ XVIII. — *Phthisie pulmonaire.*

La phthisie pulmonaire (du grec *phthió*, sécher), dite aussi *pulmonie, consomption, maladie de poitrine.* — Affection déterminée par la présence dans les poumons, d'un produit accidentel appelé *tubercule.* On reconnaît cette maladie aux caractères suivants : *toux, difficulté de respirer, marasme, fièvre hectique, et quelquefois expectoration purulente* — D'après un relevé fait à l'hôpital de la Charité, dans l'intervalle de trois années, il résulte : 1º que la cinquième partie des malades admis dans les hôpitaux de Paris meurent phthisiques ; 2º que cette maladie peut affecter tous les âges, depuis la plus tendre enfance jusqu'à la vieillesse la plus décrépite, quoique cependant elle soit plus commune depuis la quinzième année jusqu'à la cinquantième ; 3º qu'elle exerce également ses ravages sur les deux sexes, et conduit à la mort dans toutes les saisons ; 4º que sa durée est très-variable; certains individus mourant au bout de quelques semaines (25 jours, etc.); d'autres vivant plusieurs années (30 ou 40 ans), quoique la durée la plus ordinaire ait été de 3 à 22 mois.

Causes. — Après la prédisposition, qui ost *nécessaire* en quelque sorte, le séjour habituel dans un air froid et humide, ou dans un lieu où l'air n'est pas suffisamment renouvelé, une alimentation insuffisante ou de mauvaise qualité, le défaut d'exercice, et surtout les excès ; l'abus de la parole, le chant, le jeu des instruments à vent, sont regardés comme pouvant être, dans certains cas, des causes occasionnelles de cette maladie.

MARCHE GÉNÉRALE DE LA MALADIE. — 1re *Période*. (Tubercules crus.) Rien ne décèle la lésion du poumon ; aucun symptôme ne fait craindre la phthisie. — Plus tard, divers symptômes, tels que la toux, un malaise universel, des mouvements fébriles, etc., font soupçonner l'existence de la phthisie, ou la décèlent d'une manière manifeste. — 2e *Période*. (Tubercules ramollis.) Les signes de la maladie sont bien apparents ; la gène de la poitrine, la toux et la fièvre hectique ne laissent aucun doute ; l'amaigrissement a déjà fait des progrès sensibles. — 3e *Période*. (Élimination des tubercules, cavernes.) Le malade, épuisé, est parvenu à son dernier degré de marasme : il est tourmenté par la toux, la fièvre hectique, les sueurs nocturnes, le dévoiement, les aphthes ou tout autre symptôme.

Ce n'est qu'à l'aide de l'auscultation et de la percussion de la poitrine qu'on peut suivre les diverses phases de la phthisie pulmonaire au début ; une oreille exercée entend un peu de rudesse pendant l'expiration ; lorsque les tubercules sont développés et agglomérés au sommet du poumon, la résonnance est moindre et inégale à la partie antérieure supérieure de la poitrine jusqu'au niveau de la quatrième côte ; une bronchophonie diffuse (résonnance de la voix dans les bronches) se fait entendre au-dessous de la clavicule, de la droite surtout, dans la fosse sous-épineuse et sous l'aisselle, du côté droit principalement. Lorsque les tubercules sont ramollis, il se forme bientôt dans les poumons une ou plusieurs excavations, qu'on nomme cavernes ; la respiration prend un caractère particulier : il y a pectoriloquie, c'est-à-dire que la voix du malade semble sortir de la poitrine à travers ses parois et arriver tout entière à l'oreille de celui qui ausculte.

La mort est l'issue presque constante de la phthisie pulmonaire ; cependant, les tubercules subissent parfois la transformation crétacée ou calcaire, et les cavernes sont susceptibles de cicatrisation ; c'est ce que prouve l'autopsie de personnes mortes d'autres affections dans les hôpitaux.

La guérison de la phthisie pulmonaire n'est pas au-dessus des forces de la nature, mais l'art ne possède aucun moyen certain d'atteindre ce but. Un grand nombre de remèdes ont été proposés : ainsi, on a préconisé tour à tour la médication antiphlogistique et la médication tonique : parmi les spécifiques on a vanté l'inspiration de certains gaz, tels que l'oxygène, le chlore, la vapeur d'éther sulfurique ou d'iode, l'air des étables, l'acide carbonique, l'hydrogène carboné ; les baumes de copahu, du Pérou, le storax liquide, les préparations ferrugineuses, d'iode, de soufre ; les eaux sulfureuses ; l'émétique à faibles doses (Bricheteau) ; le chlorure de sodium ; les pilules de cynoglosse, l'huile de foie de morue, etc.; mais l'efficacité de tous ces moyens est contestable.

Le traitement dont on doit espérer le plus consiste dans les soins hygiéniques donnés au début, soins au moyen desquels l'existence des phthisiques peut être prolongée indéfiniment. Il faut, dès qu'on se sent atteint, se couvrir de flanelle, éviter tout refroidissement, surtout celui des pieds, et, lorsqu'on le peut, résider à la campagne, dans un endroit bien aéré, naviguer sur mer, ou bien habiter sur les bords de la mer, sous un climat doux.

§ XIX. — *Rhumatisme.*

Affection essentiellement mobile, attaquant plus particulièrement les parties fibreuses des jointures et des muscles, et caractérisée par une douleur plus ou moins vive, à laquelle se joignent assez souvent des symptômes inflammatoires. Le nom de rhumatisme vient de deux mots grecs : *rhéo,* je coule, et *rheuma,* flux, courant. Cela ne nous indique nullement la nature de cette maladie, qui n'a été bien décrite que depuis quelques années. Aussi, écoutons le professeur Grisolle au sujet de cette affection :

« Lorsqu'on étudie, dit-il, les différentes formes sous lesquelles se présente à nous l'affection rhumatismale, on trouve d'abord entre elles tant de dissemblances, qu'on serait tenté d'y voir tous autres états morbides distincts les uns des autres. Que de différences n'y a-t-il pas, par exemple, entre les douleurs erratiques mobiles des muscles et le rhumatisme articulaire aigu ! Cependant il est facile de reconnaître que ces maladies, en apparence si distinctes, ne diffèrent que par la forme; elles coexistent entre elles, se remplacent, alternent les unes avec les autres ; elles surviennent sous l'influence des mêmes causes et dépendent d'une même diathèse. En égard à son siége spécial, comme à l'état symptomatique qui l'accompagne, on peut diviser l'affection rhumatismale en deux grands groupes, suivant qu'elle siége dans les muscles ou dans les articulations. De là, la division du rhumatisme en *musculaire* et en *articulaire*. On a aussi établi un troisième ordre, comprenant les rhumatismes *viscéraux;* on ne possède encore sur ces derniers que des renseignements peu précis. Il est d'ailleurs certain que, sous la dénomination de rhumatismes viscéraux, on a confondu des affections très-dissemblables.

« Les causes des rhumatismes sont la prédisposition, l'habitation des lieux bas et humides, les refroidissements, l'intempérance, la suppression d'évacuations habituelles, etc. Il peut affecter tous les âges, mais surtout les adultes et les vieillards.

« Le rhumatisme est *articulaire* ou *musculaire ;* la maladie est aussi *aiguë* ou *chronique.*

« Le *rhumatisme articulaire aigu* est souvent précédé de symptômes généraux, tels qu'un malaise et une fièvre plus ou moins vive. Au bout de vingt-quatre à quarante-huit heures, une ou plusieurs articulations deviennent douloureuses et se tuméfient; il s'y développe de la chaleur et une teinte rosée. La durée de cette affection varie depuis quelques jours jusqu'à deux et trois mois. Souvent elle se porte d'une articulation à une autre, et parcourt successivement les principales articulations ; les douleurs sont plus atroces dans l'articulation qui commence à être entreprise que dans celle qui l'est déjà depuis quelque temps. Le plus ordinairement la maladie se termine par résolution, sans laisser de traces, mais elle est très-sujette à récidive. — Le *rhumatisme articulaire chronique* succède quelquefois à l'état aigu. Les articulations sont douloureuses et comme empâtées; les mouvements deviennent difficiles et très-bornés ; la rougeur et la chaleur locales sont peu intenses ; le gonflement articulaire est ordinairement très-lent. Il y a rarement un mouvement fébrile, mais seulement perte de l'appétit, et quelquefois privation de sommeil; les membres maigrissent, s'atrophient, et restent dans un état de demi-flexion ou de contraction.

« 2° Le *rhumatisme musculaire* diffère du rhumatisme articulaire en ce qu'il se manifeste dans la continuité des membres, et que, quelque vive que soit la douleur, la partie affectée n'offre extérieurement ni rougeur ni tuméfaction, ni chaleur, ni réaction fébrile. Il peut attaquer toutes les parties du corps. On en distingue, selon le siége qu'occupe la douleur, plusieurs variétés, qui, pour la plupart, ont reçu les noms particuliers de *torticolis* (rhumatismes du cou), de *lumbago* (rhumatismes des reins), de *pleurodynie* »

Traitement. — Dans le *rhumatisme articulaire*, la saignée, les sangsues, des boissons douces et tièdes légèrement nitrées ; des cataplasmes laudanisés sur les jointures douloureuses ; deux ou trois fois de l'eau de Sedlitz contre la constipation ; 5 centigrammes d'opium lorsqu'il y a insomnie, la diète et le repos, tels sont les moyens qu'on oppose généralement au rhumatisme aigu.

Dans le *rhumatisme chronique*, boissons sudorifiques, purgatifs, bains de vapeur, vésicatoires volants, vapeurs sèches de benjoin, de genièvre, douches d'eau simple ou sulfureuse, etc. Dans le *rhumatisme goutteux chronique*, avec concrétions tophacées dans les articulations, l'emploi du bicarbonate de soude, selon les uns, l'hydrothérapie, selon les autres, sont fort utiles.

Comme moyens préservatifs et curatifs, la *Soie dolorifuge* et les tissus dolorifuges portés immédiatement sur la peau, en vêtements dits *topidermes*, jouent un rôle très-important dans les affections articulaires et surtout contre les douleurs rhumatoïdes et les fraîcheurs. — Cette soie agit constamment dans le sens de la guérison: elle donne au corps souffrant le calorique nécessaire, en vitalisant les points affectés; elle isole les parties malades des mauvaises influences, des froids humides; enfin elle retient le fluide électrique normal, dont la perte constante, dans ces maladies, est une des principales causes de leur durée.

(Voir *Soie dolorifuge Léchelle,* en tête de l'ouvrage).

§ XX. — *Rhume, ou bronchite.*

Le rhume ou bronchite (du grec *bronchos,* gorge), dit aussi *catarrhe pulmonaire,* est une inflammation de la membrane muqueuse des bronches, avec sécrétion de mucosités plus ou moins épaisses et abondantes. L'action du froid et les variations de la température, surtout au printemps et en automne, en sont la cause la plus ordinaire, bien que quelquefois la maladie paraisse survenir spontanément chez des personnes faibles ou lymphatiques. Dans le premier degré, il n'y a que de la toux, accompagnée de crachats plus ou moins abondants, filants, visqueux, et parfois teints de sang; c'est le simple *rhume.* Dans un degré plus intense, il y a malaise, frisson, rhume de cerveau, mal de tête, douleur obtuse; en même temps toux sèche, suivie de crachats limpides, muqueux, et enfin visqueux et opaques; difficulté de respirer qui peut aller jusqu'à la suffocation. Tantôt il y a un sentiment de compression à la poitrine qui gêne la respiration ; tantôt, au contraire, ses mouvements sont parfaitement libres. Bruits dans la poitrine, qui sont entendus de loin ; sifflement ou extinction de la voix. Souvent la toux est violente et revient par accès ; la difficulté de respirer augmente au point d'occasionner une véritable asphyxie. La bronchite se termine par résolution ou passe à l'état chronique (catarrhe chronique). Si l'inflammation se propage aux dernières ramifications des bronches (bronchite capillaire), le danger est imminent. La durée de la bronchite est de vingt à quarante jours. Lorsqu'il n'y a pas de complications (pleurésie pneumonie), il est rare qu'elle se termine par la mort.

Traitement. — C'est celui de toutes les inflammations du même genre : saignées locales ou générales, cataplasmes sur la poitrine, boissons douces et sucrées, narcotiques pour calmer la toux et procurer le sommeil ; régime sévère, soins hygiéniques.

§ XXI. — *Scorbut.*

Maladie qui affecte particulièrement les marins, surtout dans les voyages de long cours, et qui est caractérisée par un état général d'engourdissement et de débilité, par des taches livides répandues sur différentes parties du corps, et surtout par la rougeur, la mollesse, la tuméfaction des gencives, par la fétidité de l'haleine, avec disposition aux hémorragies passives et aux ulcérations fongueuses.

Causes. — Une température froide et humide, le défaut de propreté et de renouvellement de l'atmosphère, la disette, l'usage d'aliments peu nourrissants ou tendant à la putréfaction, des fatigues excessives ou une inaction prolongée ; des affections morales tristes. Le scorbut n'est pas contagieux.

Symptômes. — *Premier degré.* Gencives rouges, molles, tuméfiées, saignant par le moindre frottement ; haleine fétide ; taches rouges, bleuâtres, noirâtres et livides sur la peau ; face pâle, livide, bouffie ; lassitudes générales, aversion pour l'exercice, fatigue au moindre mouvement, état de tristesse. — *Deuxième degré*. Gencives fongueuses, très-fétides ; tendance à des hémorragies passives par les membranes muqueuses du nez, des bronches, de l'estomac, des intestins, de l'utérus ; par les reins, par la vessie ; induration et enflure des membres inférieurs ; ulcères fongueux, dont les bords sont livides, boursouflés ou durs, et qui rejettent un liquide noirâtre, fétide, sanguinolent : impossibilité de marcher, contracture des muscles fléchisseurs de la jambe. — *Troisième degré*. Ulcérations fongueuses très-fétides, hémorragies passives excessives, dyspnée, syncopes fréquentes au moindre mouvement, et quelquefois par la seule exposition au contact de l'air ; hydropisie ; découragement porté à l'excès, hypocondrie ; mort.

Cette maladie est devenue beaucoup plus rare chez les marins depuis qu'on fait usage de conserves alimentaires, et que les progrès de la marine, et surtout l'introduction de la vapeur, ont abrégé la durée des traversées.

Traitement. — Les moyens curatifs sont en grande partie tirés de l'hygiène ; tels sont les soins de propreté, l'habitation dans des lieux secs, éclairés par les rayons solaires, l'usage d'aliments végétaux ou animaux de bonne qualité ; celui de bon vin, un exercice modéré, des affections morales agréables ; la distraction. Les végétaux âcres de la famille des crucifères paraissent devoir être employés de préférence dans le premier et le second degré de la maladie, et les fruits sucrés et acides dans le troisième. Le traitement local doit varier selon les symptômes. On touche les ulcères de la bouche avec l'acide chlorhydrique étendu ; on fomente les ulcères cutanés avec du vin, de l'alcool, ou du vinaigre aromatique et camphré ; on combat les hémorragies passives avec l'acide sulfurique, l'alun, etc.

§ XXII. — *Aliénation mentale.*

Sous le nom générique d'*aliénation mentale*, on désigne les maladies qui consistent uniquement dans une aberration plus ou moins durable des facultés intellectuelles, sensitives et morales.

Il n'est pas de champ plus vaste ni plus difficile à cultiver dans la science médicale que celui des maladies mentales. Plus particulières à l'âge viril, on les observe cependant assez souvent dans la jeunesse, et même quelquefois dans la vieillesse. Semblables au Protée de la fable, elles se manifestent sous des formes aussi variées que les caractères des individus qui en sont atteints et que les causes qui les font naître.

Un mot sur la nature et les fonctions du cerveau feront mieux comprendre la suite de cet article, qui exigerait de longs développements.

Chez l'homme comme chez les animaux supérieurs, le système nerveux présente deux grandes divisions ayant l'une et l'autre une sphère d'activité qui leur est propre. Chacun de ces deux ordres de nerfs présente un centre d'action, et ces deux centres exercent l'un sur l'autre une influence réciproque. Ces deux systèmes nerveux sont : l'un le *système cérébro-spinal,* qui a pour centre le cerveau; l'autre le *système ganglionnaire,* ou *sympathique,* dont le centre est situé derrière l'estomac. Chacun sait que c'est là aussi que l'on ressent les impressions morales. Au premier, c'est-à-dire au cerveau, sont dévolues les facultés de l'intelligence; au second sont départis les appétits ou les besoins instinctifs.

Chez l'homme, l'ensemble des opérations de l'intelligence constitue la pensée humaine; l'ensemble des manifestations instinctives constitue les passions bonnes ou mauvaises.

La pensée humaine, bien coordonnée, est la manifestation de l'âme, dont la faculté supérieure est *la raison;* la raison n'est elle-même que l'expression du *jugement,* faculté supérieure de l'intelligence; car *le jugement, c'est l'homme,* et la raison lui a été donnée par le Créateur pour éclairer à la fois l'intelligence et le sens moral.

Les passions ne sont autres que la manifestation des sentiments instinctifs *sympathiques* ou *antipathiques,* lesquels appartiennent à une seconde faculté de l'âme, que nous avons désignée sous le nom de SENS MORAL. Le sens moral est lui-même soumis dans ses actes à l'appréciation de la raison, et de cette appréciation résulte une autre faculté de l'âme humaine : *la conscience.*

Sous le nom de *folie, d'aliénation mentale,* les médecins aliénistes désignent une maladie apyrétique du cerveau, ordinairement de longue durée, presque toujours avec lésion incomplète des facultés intellectuelles et affectives, sans troubles notables dans les sensations et les mouvements volontaires, et sans désordres graves ou même sans désordres marqués dans les fonctions nutritives et génératrices. Le fou conserve, en général, la connaissance de sa propre existence et celle des objets avec lesquels il se trouve en rapport ; mais il a des idées, des passions, des déterminations en contradiction avec celles des hommes raisonnables ; il méconnait son état de délire, ou bien sa volonté est impuissante pour la maitriser.

Avant l'âge de la puberté, la folie est rare ; elle frappe surtout dans l'âge adulte, époque à laquelle nous sommes plus exposés aux secousses de la vie sociale et où les passions sont dans toute leur force ; elle trouve aussi sa cause prédisposante la plus active dans l'hérédité et le tempérament nervoso-sanguin ; elle est plus commune dans les mois de mai, juin et juillet, qu'à aucune époque de l'année, et, chose remarquable, elle se revêt, en général, de symptômes plus prononcés chez les femmes que chez les hommes, quoique, en réalité, elle soit plus fréquente chez ces derniers que chez les premières. Quant à sa cause déterminante, elle est plus souvent morale que physique, et encore, dans ce dernier cas, c'est-à-dire quand elle se développe sous l'influence d'un coup sur la tête, d'un coup de soleil, de la suppression brusque d'une perte habituelle, comme les hémorrhoïdes, les menstrues, un cautère, un vesicatoire, une irritation intestinale irradiant vers le cerveau, la cause physique n'agit bien évidemment que secondée par une prédisposition marquée du moral. Quelle que soit, du reste, la cause de cette affreuse affection, elle débute par degrés ou subitement; elle peut être continue, rémittente ou intermittente. Quelquefois elle se transforme, en quelque sorte, et les diverses espèces de folie se succèdent. La maladie se complique très-souvent avec la paralysie, les convulsions, l'épilepsie, l'hystérie et l'hypocondrie.

Traitement. — Le traitement de la folie consiste surtout à agir habilement sur l'intelligence, sur les passions de l'aliéné et à user convenablement des moyens physiques. Les anciens se bornaient à l'usage de l'ellébore; plus tard, on préconisa la saignée, les bains par surprise, les purgatifs, etc., en y joignant le plus souvent de cruelles violences. Pinel fit tomber les chaînes des aliénés; Esquirol perfectionna la méthode de traitement. Aujourd'hui, tous les médecins sont d'accord sur la nécessité de l'isolement ou de la translation des aliénés dans une maison consacrée à ces malades, où le traitement moral, intellectuel et hygiénique est plus facilement applicable. On conseille les distractions, la musique, les voyages, l'exercice en plein air, l'équitation, l'escrime, la culture de la terre, la lecture, les réunions; enfin les bains froids et par immersion, les affusions et les douches, la glace sur la tête et les pédiluves sinapisés. On a constaté que les guérisons d'aliénés sont d'environ un tiers. On les obtient surtout au printemps et en automne, et depuis vingt jusqu'à trente ans. On guérit beaucoup plus de manies que de mélancolies ou de monomanies; on ne guérit point l'idiotisme ni la démence sénile; la démence chronique guérit rarement.

LÉGISLATION RELATIVE AUX ALIÉNÉS (Police médicale). Voici l'analyse des dispositions de la loi du 30 juin 1838, relative aux établissements d'aliénés :

Chaque département est tenu d'avoir un établissement public ou privé, affecté spécialement, en totalité ou en partie, au traitement des malheureux en état d'aliénation mentale. Cet établissement est placé sous la surveillance de l'autorité, et des fonctionnaires de l'ordre administratif ou judiciaire, chargés de l'inspecter à des époques déterminées, et qui doivent faire connaître, par des rapports circonstanciés, le nombre et la position des aliénés qu'ils renferment. Relativement à l'admission des aliénés dans les maisons de traitement, les dispositions de la loi sont également applicables aux directeurs d'établissements publics et privés (ces derniers, d'ailleurs, doivent être autorisés). Ainsi, aucun directeur ne peut recevoir une personne atteinte d'aliénation mentale si on ne lui remet : 1º une demande d'admission contenant les noms, profession, âge et domicile, tant de la personne qui forme la demande, que de celle dont on réclame l'admission ; 2º un certificat de médecin constatant l'état mental de la personne à placer, et indiquant les particularités que présente la maladie, ainsi que le nécessité de faire traiter la personne désignée dans un établissement d'aliénés et de l'y tenir renfermée ; en cas d'urgence, ce certificat n'est point nécessaire ; 3º le directeur doit se faire remettre le passeport ou toute autre pièce propre à constater l'individualité de la personne à placer. Toutes les pièces produites sont mentionnées dans un Bulletin d'entrée, qui doit être envoyé, dans les vingt-quatre heures, avec un certificat du médecin de l'établissement, au Préfet de police, à Paris ; au Préfet ou au sous-préfet, dans les chefs-lieux de départements ou d'arrondissements, ou aux maires, dans les communes. Quinze jours après l'admission d'un aliéné, le directeur doit adresser à l'autorité un

8.

nouveau certificat du médecin de l'établissement, qui confirme ou rectifie, s'il y a lieu, les observations contenues dans le premier, en indiquant le retour plus ou moins fréquent des accès ou des actes de démence de l'individu admis. Enfin, dans chaque établissement, il doit y avoir un registre, sur lequel on inscrit immédiatement les noms, profession, âge et domicile des personnes placées dans cet établissement. On inscrit les changements survenus tous les mois dans l'état mental de chaque malade, ainsi que les décès et sorties. Ce registre est côté et parafé par le maire. Un aliéné peut être retiré, même avant sa guérison, de l'établissement où il a été enfermé; toutefois, il faut que l'autorité soit informée de sa sortie dans les vingt-quatre heures. L'autorité peut ordonner, d'office, le placement dans un établissement d'aliénés, de toute personne dont l'état d'aliénation compromet l'ordre public ou la sûreté des personnes.

Lorsque l'aliéné est dans une position de fortune suffisante, la loi met à sa charge les dépenses faites pour lui dans les maisons d'aliénés; dans le cas contraire, ou le département, ou les personnes auxquelles les aliénés peuvent demander des aliments, supportent, avec les communes, lesdites dépenses. Si une séquestration abusive avait lieu, le prétendu aliéné a le droit de réclamer devant les tribunaux, qui vérifient les faits et ordonnent sa mise en liberté immédiatement. Quant aux biens de l'aliéné, on en confie les soins aux ayant-droit. — (*Extrait du dictionnaire universel de médecine de feu le docteur B. Lunel.*)

§ XXIII. — *Hernie.*

Lorsqu'un ou plusieurs des viscères abdominaux sortent de leur cavité, sans que la peau soit entamée, il y a *hernie.*

Il n'est aucun point dans toute l'étendue des parois de l'abdomen qui ne puisse devenir le siége de cette maladie, attendu qu'il n'en est aucun dont une plaie ne puisse diminuer la résistance;

mais c'est surtout par les ouvertures naturelles qui donnent passage aux vaisseaux et aux nerfs qui de l'intérieur se portent à l'extérieur de la cavité, que se font la plupart des hernies: ces ouvertures sont l'anneau inguinal, l'arcade crurale, l'anneau ombilical, le trou obturateur, l'échancrure ischiatique, etc. Les hernies inguinales sont les plus fréquentes; puis viennent les crurales, les ombilicales, etc. Tous les viscères du bas-ventre ne sont point susceptibles de former hernie; ils le sont d'autant plus souvent, qu'ils sont moins bien assujettis; c'est ainsi que l'épiploon et les intestins flottants dans la cavité abdominale se trouvent dans presque toutes les tumeurs herniaires, tandis qu'on n'y rencontre guère l'estomac, presque jamais la rate ou le foie, et jamais, dans aucun cas, les reins et le pancréas, qui sont trop bien fixés dans le lieu qu'ils occupent pour se porter en dehors. Quelle que soit la grosseur d'une hernie, d'autant plus volumineuse d'ailleurs qu'elle est plus ancienne, les parties qui s'y trouvent sont contenues dans un sac plus ou moins épais, formé par le péritoine, qu'elles ont poussé devant elles en s'échappant; il faut en excepter les hernies de la vessie et quelques autres. — Les hernies ont reçu différents noms, suivant l'organe déplacé et l'ouverture par laquelle cet organe s'est échappé; on appelle *gastrocèle* la hernie de l'estomac; *épiplocèle*, celle de l'épiploon; *entérocèle*, la hernie intestinale; *omphalocèle*, ou *exomphale*, la hernie ombilicale; *bubonocèle* ou *hernie inguinale*, celle qui descend jusque dans le scrotum; *oschéocèle* ou *hernie scrotale*, celle qui descend jusque dans le scrotum; *mérocèle*, ou *hernie crurale*, celle qui a lieu par l'arcade crurale, etc.

SYMPTOMES. — On aperçoit à l'ombilic, à l'aine, etc., une grosseur plus ou moins volumineuse, molle, circonscrite, sans changement de couleur à la peau, insensible, augmentant par la toux, la position verticale et la marche. La hernie intestinale se reconnaît particulièrement à son élasticité, au *gargouillement* qu'elle fait entendre lorsqu'on veut la faire rentrer, gargouillement causé par le déplacement des gaz et des matières contenues dans l'intestin. Une hernie abandonnée à elle-même expose à des conséquences fâcheuses; car, outre qu'elle augmente toujours avec le temps et gêne en marchant, elle occasionne fréquemment des nausées, des vomissements, des indigestions, des coliques, des constipations opiniâtres, etc. Quand les hernies peuvent être repoussées dans leur cavité naturelle à l'aide d'une pression méthodique, appelée *taxis*, on dit qu'elles sont *réductibles;* elles sont dites au contraire, *irréductibles* quand les adhérences ou le volume de la tumeur s'opposent à leur rentrée. Lorsque l'ouverture qui a livré passage à la partie herniée vient à se resserrer de manière à y produire une constriction plus ou moins forte, il y a *étranglement de la hernie;* et si l'on ne se hâte de *débrider* la tumeur, il survient une constipation complète, des hoquets, des vomissements stercoraux, et tous les signes d'une inflammation violente, promptement suivie d'une gangrène mortelle. Après la réduction des hernies qui sont susceptibles d'être réduites, on doit empêcher, au moyen d'un bandage herniaire à pelote convexe, qu'elles ne sortent de nouveau. Les hernies irréductibles doivent être seulement soutenues par un bandage concave, qui n'exerce qu'une pression douce et constante, et qui s'oppose à leur accroissement.

§ XXIV. — *Entorse.*

Distension violente de l'appareil fibreux et musculaire qui environne les grandes articulations, surtout celles du pied et du poignet. Un faux pas, une chute, un effort, telles sont les causes plus ordinaires de cette affection, qui est toujours accompagnée de douleur vive, d'engorgement et d'ecchymose. — Pour quelques personnes, l'entorse est un accident léger, qui ne demande qu'un peu de repos, surtout si les désordres se bornent à une simple distension des ligaments ; malheureusement, il n'en est pas toujours ainsi : car ces ligaments peuvent être déchirés ; les capsules synoviales peuvent être ouvertes ; les cartilages articulaires contus : les tendons, les nerfs, les muscles, tiraillés ; les vaisseaux voisins rompus ; les os fracturés ; enfin la suppuration, le ramolissement, la carie des os peuvent se manifester, et même une tumeur blanche survenir, et donner lieu à l'amputation du membre affecté,

Traitement. — Les répercussifs, tels que l'eau froide pure ou additionnée de vinaigre, d'extrait de Saturne, employés aussitôt après l'accident, s'opposent souvent au développement de l'engorgement inflammatoire ; mais cette immersion doit être continuée pendant plusieurs heures, et il faut renouveler l'eau à mesure qu'elle s'échauffe. Lorsque le membre est retiré de l'eau, on l'enveloppe de compresses imbibées d'eau blanche que l'on mouille souvent. Si, malgré ces moyens, une tuméfaction considérable se développe, on recourt au traitement antiphlogistique : sangsues, cataplasmes émollients et narcotiques ; repos absolu et *position élevée du membre ;* mais dès que les symptômes inflammatoires diminuent, on revient aux répercussifs jusqu'à la disparition complète de l'ecchymose.

§ XXV. — *Luxation.*

La luxation est le déplacement de deux ou plusieurs pièces osseuses, dont les surfaces articulaires ont perdu en tout ou en partie leurs rapports naturels, soit par l'effet d'une violence extérieure (luxation accidentelle), soit par suite d'une altération de quelqu'une des parties qui concourent à l'articulation (luxation spontanée). La luxation est complète quand les os ont entièrement perdu leurs rapports articulaires ; incomplète lorsqu'ils les conservent encore en partie. Le traitement des luxations accidentelles consiste à opérer la réduction des os déplacés, opération qui comprend trois temps principaux : l'extension, la contre-extension et la coaptation. L'extension consiste à faire, sur le membre luxé, une traction assez forte pour que la surface articulaire déplacée puisse être dégagée du lieu où elle s'est logée accidentellement, et qu'elle soit ramenée au niveau de sa place naturelle. On employait autrefois, à cet effet, des machines plus ou moins compliquées, des moufles dont l'usage a été banni de la chirurgie moderne, mais qui, peut-être, n'ont pas toujours eu autant d'inconvénients qu'on l'a supposé. Quoi qu'il en soit, c'est ordinairement par des aides que le chirurgien, appelé à réduire une fracture, fait pratiquer l'extension. On entoure la partie inférieure du membre avec la partie moyenne d'une serviette, pliée dans sa longueur en plusieurs doubles, et que l'on fixe autour du bas du membre à l'aide d'une bande roulée ; c'est au moyen des chefs de cette bande de linge, restés libres, que les aides tirent le membre dans la direction convenable. En même temps, d'autres serviettes ou même des draps sont placés de même autour de la partie supérieure du membre, ou quelquefois autour du tronc, pour pratiquer la contre-extension, c'est-à-dire pour résister aux efforts extensifs. Lorsque tout est ainsi disposé, le chirurgien, placé au côté externe du membre luxé, dirige les mouvements des aides, surveille les progrès de l'opération, et dès que les efforts d'extension sont parvenus à mettre de niveau les surfaces articulaires, il les pousse l'une vers l'autre, et rétablit leurs rapports naturels : il fait la coaptation. Après la réduction, il est indispensable d'appliquer un bandage qui maintienne les parties dans un repos absolu assez longtemps pour permettre aux ligaments et aux capsules articulaires de se consolider.

QUATRIÈME PARTIE

MALADIES DES VIEILLARDS

§ I. — *Apoplexie.*

L'apoplexie (du grec *appoplettein*, frapper avec violence) est une maladie du cerveau caractérisée par un épanchement de sang dans la cavité du crâne et par la perte du mouvement et du sentiment.

Les symptômes de cette affection varient selon les trois degrés suivants de l'hémorragie :

1er *Degré.* CONGESTION CÉRÉBRALE (le sang ne s'échappe pas des vaisseaux). Le malade éprouve des étourdissements, des vertiges, des sifflements d'oreilles, de l'embarras dans la parole, de la tendance au sommeil, de la faiblesse et des fourmillements dans un côté du corps. Si la congestion est soudaine, le malade tombe, et une paralysie momentanée survient.

2º *Degré.* HÉMORRAGIE SANS DÉCHIRURE DE LA SUBSTANCE CÉRÉBRALE. Elle produit la perte plus ou moins rapide du sentiment et du mouvement. Les effets ne se dissipent que lentement, le sang épanché devant être résorbé avec la disparition de la paralysie.

3º *Degré.* HÉMORRAGIE AVEC DÉCHIRURE DE LA SUBSTANCE CÉRÉBRALE. Elle produit une paralysie plus complète du sentiment et du mouvement; quelquefois l'attaque survient d'une manière brusque et inopinée (apoplexie foudroyante), et la mort peut avoir lieu sur-le-champ. Les causes de l'apoplexie, en général, sont tout ce qui détermine un afflux considérable de sang vers le cerveau; pléthore sanguine, excès de travaux intellectuels, émotions morales trop vives, nourriture trop succulente, abus des liqueurs alcooliques, exposition à un soleil trop ardent ou à un froid trop intense, suppression d'une évacuation habituelle, certaines maladies (anévrismes, épilepsie); l'hérédité, le sexe masculin, l'âge de 45 à 60 ans.

Dans certains cas, l'apoplexie ne reconnaît pas pour cause un épanchement de sang ; quelquefois c'est une sérosité plus ou moins abondante qui s'épanche dans les membranes ou dans les ventricules du cerveau ; d'autres fois, on ne reconnaît aucune lésion matérielle : l'apoplexie est dite alors *nerveuse.*

Le pronostic de l'apoplexie est généralement grave, attendu que cette affection est très-sujette à récidive. Néanmoins, un certain nombre de malades qui restent paralysés d'un côté du corps ne voient point survenir de nouvelles attaques.

Traitement. — Lorsqu'un individu est frappé d'apoplexie, il faut desserrer ses vêtements, l'exposer à une température fraîche, éloignée du bruit; maintenir la tête élevée et découverte, tirer du sang sur le champ, soit par des ventouses, soit par des sangsues appliquées derrière les oreilles, ou enfin par une saignée copieuse faite à la jugulaire, au pli du bras ou à la saphène. On applique en même temps sur la tête des compresses imbibées d'eau froide et souvent renouvelées. On seconde ces moyens par des bains de pieds sinapisés, des lavements laxatifs, un purgatif (séné, sulfate de soude, aloès, etc.); enfin par la diète, les boissons délayantes, etc. Dans les cas *d'apoplexies séreuses* et surtout *nerveuses*, les saignées sont contre-indiquées.

Le *traitement prophylactique* consiste dans un régime doux, peu substantiel. La plus grande liberté du ventre sera toujours entretenue. Au moindre signe de congestion vers la tête, sangsues à l'anus. Éviter les émotions physiques ou morales.

§ II. — *Asthme.*

L'asthme (du grec *asthma*, essoufflement) est une difficulté de respiration purement nerveuse, revenant par accès irréguliers et non accompagnés de fièvre, et reconnaissant surtout pour causes les variations atmosphériques, les émotions vives, les excès, la pléthore, les odeurs, les poussières irritantes, etc. Les accès ont souvent lieu le soir ou la nuit. L'invasion est subite ; elle débute par un sentiment de resserrement de la poitrine ; le malade ne peut rester couché ; il a besoin de se tenir assis ou debout et de respirer un air frais ; il s'agite et craint d'étouffer : la respiration est précipitée, haletante, entrecoupée, bruyante ; la toux est pénible, suffocante ou convulsive ; la figure est altérée, pâle et fatiguée, ou, au contraire, gonflée et livide. Enfin les accidents se calment, la toux s'humecte, l'expectoration s'établit. Entre les accès, qui se succèdent à des intervalles très-variables, la santé est plus ou moins parfaite.

« Il est un aphorisme populaire, dit le docteur Bell, qui prétend que *l'asthme est un brevet de longue vie ;* à s'en tenir à cet adage, l'asthme serait non-seulement une maladie sans gravité, mais qui aurait l'avantage de préserver d'autres maux. C'est là la déduction d'un fait vrai ; l'asthme simple, sans complication organique, peut attaquer pendant de longues années un individu sans le faire succomber : et les observateurs superficiels, frappés de voir des accidents si menaçants en apparence, se répéter souvent sans altérer la santé des malades, en ont conclu que la maladie avait le pouvoir de prolonger la vie ; de plus, l'asthme étant beaucoup plus fréquent chez les vieillards, on a attribué leur longévité à l'affection qui les tourmentait. La vérité, au contraire, est que cette maladie peut être fort grave, surtout chez les vieillards affaiblis, et que le plus souvent elle détermine des affections secondaires qui peuvent à leur tour avoir une issue funeste.

Traitement. — Il consiste d'abord à éloigner du malade tout ce qui peut empêcher le libre accès de l'air ou gêner la respiration. Si l'accès est long ou intense, si le sujet est fort, sanguin ou affecté de quelque maladie du cœur ou des poumons, la saignée est indiquée. On a recours ensuite aux révulsifs (bains de pieds et de mains sinapisés, lavements purgatifs); puis viennent les antispasmodiques, les narcotiques et une foule d'autres moyens, tels que : infusion de menthe, fumigations d'azotate de potasse, cautérisations de la partie postérieure du pharynx, au moyen d'un pinceau trempé dans de l'ammoniaque à 23°; chlorure de platine (de 25 milligr. à 1 décigr. par jour). L'électricité galvanique a amené souvent de bons résultats ; sur cent asthmatiques traités par l'électricité, à l'hôpital de Worcester (Angleterre), le docteur Labeaume aurait obtenu quatre-vingts guérisons. Ce moyen, employé par nous, a réussi une fois sur trois.

Les *moyens hygiéniques* sont de la plus grande importance pour modérer le retour des accès ; ils consistent à éviter le froid, le vent, les brouillards, à respirer l'air pur de la campagne, à user d'aliments doux et légers (pas d'alcooliques surtout). Les voyages sur mer, les vêtements chauds, l'usage de la flanelle, seront d'utiles auxiliaires.

§ III. — *Catharrhe de la vessie ou cystite.*

Cette affection est aiguë ou chronique.

1° *Catarrhe aigu.* Le malade éprouve une douleur gravative ; des picotements et de la chaleur dans les voies urinaires ; la région de la vessie est tendue et douloureuse au toucher ; il fait de fréquents et inutiles efforts pour uriner, et s'il rend quelques gouttes, ce n'est pas sans éprouver une douleur très-vive. L'urine est visqueuse, filante, quelquefois mêlée de sang ; elle laisse déposer, par le repos, un sédiment blanc, jaunâtre, opaque qui jouit de la propriété de se coaguler par la chaleur

et de se prendre en une masse visqueuse et trem-
blante avec la potasse caustique.

Si la maladie est peu intense on donne les muci
lagineux en boisson et en lavement, des fomentations et des bains émollients; si les symptômes
sont plus graves, il faut, dès le commencement de
la maladie, faire des saignées générales ou locales, et appliquer à la partie interne des cuisses,
des vésicatoires sans cantharides; mais si le catarrhe est dû à la présence d'un calcul dans la
vessie, ou tout autre corps étranger, le malade
ne peut être guéri qu'après l'extraction de ce corps.

2º Le *catarrhe chronique* est très-varié, et souvent peu connu : les hommes qui se livrent aux
travaux du cabinet et qui sont avancés en âge, y
sont surtout sujets. Il dépend souvent d'un catarrhe aigu, des affections gonorrhéiques et des
abus dans les plaisirs vénériens ; il peut être aussi
la suite de l'application continuelle de sondes ou
de bougies, d'un rétrécissement du canal, d'un
calcul, etc.

L'invasion est souvent insensible ; les urines,
rendues sans douleur appréciable, finissent par
déposer un mucus épais et gluant ; à mesure que
la maladie avance, les douleurs en urinant sont
plus sensibles, les envies d'uriner plus fréquentes et l'émission difficile, le mucus est plus visqueux, et se dépose en plus grande quantité, etc.

Exige les soins du médecin le plus éclairé.

§ IV. — *Catarrhe pulmonaire*

Voyez *Rhume.*

§ V — *Goutte.*

La goutte (ainsi nommée au xiiiᵉ siècle, parce
qu'on la regardait comme produite par le dépôt
d'une *goutte* de quelque humeur âcre sur les surfaces articulaires) est une inflammation des parties fibreuses et ligamenteuses, de celles surtout
des petites articulations des pieds et des mains :
on la nomme quelquefois arthrite (du grec *arthron*,

jointure). On l'appelle *podagre, chiragre, gonagre, omagre, ischias,* suivant qu'elle affecte le pied, la main, le genou, l'épaule, la hanche. La goutte est souvent héréditaire : alors elle se montre de bonne heure; acquise, on l'observe rarement avant trente-cinq ans. Elle attaque tous les tempéraments, toutes les constitutions et plus souvent les hommes que les femmes. Elle est le plus ordinairement occasionnée par les excès de table, le défaut d'exercice, une vie molle et sédentaire, ce qui l'a fait surnommer *maladie des maîtres (morbus dominorum).* Elle peut aussi avoir pour causes la suppression de la transpiration ou d'un exutoire, les variations atmosphériques, l'impression du froid humide. Cette maladie débute presque toujours par une douleur vive aux gros orteils, particulièrement la nuit. De là elle se porte sur les petites articulations, en donnant lieu à des accidents sympathiques sur les organes digestifs. C'est une affection extrêmement mobile et variable dans ses retours; elle est quelquefois très-difficile à distinguer des diverses espèces de rhumatismes. Pendant les accès, l'articulation affectée est le siége d'une douleur brûlante et lancinante, avec gonflement, tension et rougeur : ce qui constitue la *goutte inflammatoire* ou *aiguë;* l'accès se termine par résolution au bout de sept à trente jours et plus; mais d'autres fois il existe des douleurs articulaires et du gonflement sans rougeur, douleurs qui persistent, augmentent ou diminuent irrégulièrement, sans jamais présenter d'intermittences, ni d'accès : c'est alors la *goutte atonique, froide, nerveuse, irrégulière.* — La goutte ne se borne pas toujours aux articulations. On dit qu'elle est *remontée* ou *rentrée,* lorsqu'elle abandonne brusquement les articulations pour s'emparer de l'estomac, des intestins, du cerveau, des poumons. A mesure que la goutte devient ancienne ou *chronique,* il survient de la faiblesse, du gonflement dans les articulations, et plus tard des concrétions tophacées d'urate de soude et de chaux, ces nodosités produisent la difformité et la rigidité des membres, et la goutte alors se nomme *goutte nouée*. Les goutteux rendent souvent, surtout à la fin des accès, une urine rouge ou des graviers d'urate d'ammoniaque : preuve de l'affinité de la goutte avec les affections calculeuses des voies urinaires.

Le traitement de la goutte réclame d'abord l'application de sangsues autour des articulations malades, suivie de cataplasmes émollients laudanisés, puis de légers purgatifs et des boissons délayantes. Il faut rejeter toute application irritante, tout purgatif drastique. On recommande surtout l'observation sévère des règles de l'hygiène, un régime végétal, la tranquillité d'esprit, les distractions, l'habitation d'un lieu sec et aéré, les vêtements de flanelle ; on prescrit contre les engorgements articulaires les eaux alcalines et sulfureuses.

§ VI. — *Gravelle.*

Maladie produite par de petites concrétions, dites aussi *gravelles*, semblables à de petits graviers, qui se forment dans les reins, se disséminent dans les voies urinaires et sont expulsées avec les urines. Ces gravelles se composent ordinairement d'acide urique et d'une matière animale. Le régime végétal, les boissons diurétiques ou alcalines, certaines eaux minérales, surtout celles de Contrexéville, sont recommandés aux personnes menacées de cette affection. Quelquefois les graviers sont formés d'oxalate de chaux : de là, la nécessité, pour certains individus, de s'abstenir d'oseille. Les concrétions urinaires trop grosses pour traverser l'urètre, prennent le nom de *calculs.* Voy. *catarrhe de la vessie.*

§ VII. — *Hémorroïdes.*

Tumeurs sanguines de l'anus, qui sont externes ou internes, accompagnés ou non de flux de sang.

Traitement. — Il ne doit être le plus souvent

que palliatif. Il faut suivre un régime doux, s'abstenir d'aliments copieux, de boissons excitantes ; prendre fréquemment des bains tièdes ou frais, selon la saison ; faire, matin et soir, des lotions froides sur la région anale ; éviter soigneusement la constipation, au moyen de lavements émollients et de purgatifs doux ; se servir de siéges élastiques, au lieu de ces coussins mous et percés, dont l'usage ne fait que favoriser le développement du mal. — Si les tumeurs hémorroïdales sont engorgées et très-douloureuses, les bains, les cataplasmes, les pommades, les lotions narcotiques, la belladone, etc., sont indiqués, et, quelquefois aussi, les sangsues à la marge de l'anus. Lorsqu'il y a un flux hémorroïdal abondant, on parvient à le modérer par le repos absolu, la diète, la position horizontale, des boissons froides et acidulées, des bains de siége froids, des injections froides acidulées ou astringentes ; et, dans les cas extrêmes, par le tamponnement du rectum.— Quelquefois des tumeurs hémorroïdales peuvent être poussées au dehors et étranglées ; il est important d'en faire la réduction sur-le-champ, en exerçant une compression douce sur les tumeurs, préalablement enduites de cérat ou d'huile. — L'excision et la ligature des bourrelets hémorroïdaux sont les seuls moyens de guérir radicalement les hémorroïdes ; mais on y a rarement recours, de crainte d'accidents graves, surtout d'hémorragies.

§ VIII. — *Rétention d'urine.*

La rétention d'urine offre plusieurs degrés ; il y a *dysurie*, si le malade n'éprouve qu'une simple difficulté d'uriner ; *strangurie*, quand l'urine sort goutte à goutte ; *ischurie*, si la miction n'a plus lieu du tout. Dans ce dernier cas, la vessie se distend nécessairement ; l'urine continuant de s'y verser, la distension n'a de bornes que celles de l'extensibilité des fibres de la vessie. Cette affection reconnaît pour cause la paralysie de la vessie ou un obstacle au cours de l'urine, comme il arrive souvent dans les cas de hernie de la vessie, de pression du rectum sur cet organe, de tumeurs situées dans son voisinage, de corps étrangers introduits dans sa cavité, d'inflammation et de rétrécissement des canaux urinaires, etc. Au sentiment de pesanteur et aux vives douleurs éprouvées dans la région de la vessie, succèdent bientôt une fièvre violente, une transpiration d'odeur urineuse; et si l'on ne remédie promptement à la rétention, le malade périt d'inflammation, de gangrène, de rupture de la vessie; ou bien il se forme des crevasses en quelque point des voies urinaires, et il survient des abcès, des fistules, des infiltrations.

Traitement. — *Quand la rétention est incomplète chez l'homme,* on peut chercher à en diminuer les progrès en traitant d'abord la maladie qui l'a déterminée. Mais *lorsqu'elle est complète,* la première indication à remplir, c'est d'évacuer l'urine (ce n'est qu'après avoir obtenu cet effet, qu'on peut et qu'on doit alors attaquer la cause qui a produit la rétention, par la sonde, quelquefois même par la ponction de la vessie).

§ IX. *Varices.*

Tumeurs oblongues, molles, noueuses, bleuâtres, élastiques, aux jambes et aux cuisses; elles sont compressibles, et l'on n'y sent pas de battements; en général, elles diminuent pendant la nuit, par la position horizontale. Quand elles sont très-anciennes, elles donnent lieu à un empâtement du tissu cellulaire, à un engourdissement, à un sentiment de pesanteur dans les parties voisines. Elles sont la suite de la transformation des veines en cylindres inégaux, bosselés, qui se replient sur eux-mêmes, s'enroulent, forment des pelotons.

Pas de meilleur traitement que l'usage des *bas lacés.*

CINQUIÈME PARTIE

MALADIES DES YEUX

§ I. — *Amaurose.*

L'amaurose (du grec *aumorosis*, obscurcissement), est une diminution ou perte complète de la vue, produite par la paralysie de la rétine, du nerf optique ou d'une partie du cerveau chargée de recevoir l'impression de la lumière. Le nom de *goutte sereine*, donné aussi à cette affection, est d'origine arabe ; il a été appliqué à l'amaurose par allégorie, les anciens s'étant imaginé que la cécité amaurotique était envoyée par les dieux au moyen d'une goutte d'eau claire qu'ils faisaient tomber sur les yeux.

L'amaurose est *idiopathique, symptomatique* ou *sympathique.*

L'amaurose *idiopathique* est de deux sortes : ou la rétine est surexcitée (*amaurose sthénique*), ou, au contraire, elle manque de ton (*amaurose asthénique*) : dans le premier cas, l'exposition de l'œil à une vive lumière, les lectures assidues, les lectures microscopiques, la vue des corps blancs, des éclairs, etc., ont amené la maladie ; dans le second, l'épuisement, par suite de l'abus des plaisirs, d'hémorragies abondantes, d'abstinences prolongées, la vieillesse, l'empoisonnement par l'acide carbonique, la belladone, le plomb, etc.

L'amaurose *symptomatique* est celle qui se rattache à une affection du nerf optique ou du cerveau ; elle reconnaît pour cause une foule d'altérations difficiles à préciser pendant la vie, telles que : ramollissement, tumeur osseuse comprimant le nerf optique, etc.

L'amaurose *sympathique*, soit d'une névralgie

des nerfs trifaciaux, soit d'un embarras gastrique, de vers intestinaux, de calculs, soit enfin de l'hystérie, de la catalepsie, de l'éclampsie, etc.

Quelle que soit la cause de l'amaurose, la maladie a lieu tantôt graduellement, tantôt subitement. Dans le premier cas, les objets paraissent moins distincts; le malade les voit comme couverts d'un voile, puis leurs formes lui échappent peu à peu : jusque-là c'est l'*amblyopie,* ou *vue trouble.* Plus tard, ces mêmes objets semblent se confondre, se mouvoir; enfin, ils disparaissent complétement. Dans le second cas, qui est plus rare, la cécité est complète.

Le pronostic de cette affection est très-grave, surtout si la maladie occupe les deux yeux, si elle est très-ancienne, si la pupille est déformée, dilatée, enfin si l'on voit une teinte grisâtre au fond de l'œil. Toutefois, la durée de l'amaurose est ordinairement longue. — Le traitement varie selon les causes nombreuses. Si l'affection est de nature sthénique, les émissions sanguines (sangsues, ventouses derrière les oreilles), les dérivatifs internes (purgatifs) et les révulsifs (bains de pieds sinapisés) seront mis en usage. Si elle est due à l'asthénie, les toniques, les vésicatoires, la noix vomique, l'électricité, devront être employés; dans ces sortes d'amauroses, dites *torpides,* on réveille la sensibilité de la rétine en touchant le pourtour de la cornée transparente avec l'azotate d'argent. Si l'amaurose était sympathique, elle disparaîtrait avec l'affection qui la produit.

Quant aux remèdes locaux, on emploie, selon les causes, les frictions et applications narcotiques sur l'œil : celles de baume de Fioraventi, de gaz acide sulfureux, de gaz ammoniac; la vapeur d'éther phosphoré, les sachets aromatiques, dont on couvre les yeux, les sternutatoires, etc., etc.

§ II. — *Cataracte.*

La cataracte (du grec *catarassô,* tomber), est une espèce de cécité survenant comme par l'effet d'un voile qui tomberait sur les yeux et qui consiste dans l'opacité du cristallin ou de sa membrane. Les rayons lumineux ne parvenant plus jusqu'à la rétine, il en résulte la perte de la vue. Quand la cataracte est complète, il n'y a d'autre remède que l'opération chirurgicale ; celle-ci consiste dans l'*abaissement*, l'*extraction* ou le *broiement* du cristallin.

§ III. — *Ophthalmie.*

Terme générique par lequel on désigne toutes les affections inflammatoires du globe de l'œil.

Les principales inflammations de l'œil sont :

I. La CONJONCTIVITE, inflammation de la muqueuse du globe oculaire. L'œil est rouge ; les vaisseaux injectés de sang produisent la *sensation de grains de sable* dans l'œil ; l'organe est sensible à la lumière (photophobie) ; il y a du larmoiement (épiphora). La membrane muqueuse malade répand un pus clair, âcre, puis épais, jaunâtre, collant les paupières pendant la nuit. Quelquefois l'inflammation de l'œil fait élever le blanc au-dessus du noir (chémosis). Ce n'est encore que la conjonctive *simple* ou *catarrhale*, mais elle peut être *purulente* ; alors sa marche est très-rapide et des symptômes locaux et généraux graves l'accompagnent ; elle peut obscurcir, ramollir et perforer la cornée en peu de temps. — On reconnaît trois espèces, toutes contagieuses, de conjonctives purulentes.

1° L'*ophthalmie des nouveau-nés :* c'est la moins grave ; elle atteint les enfants à la mamelle placés dans des conditions hygiéniques défavorables (encombrement, action du froid) ;

2° L'*ophthalmie blennorhagique*, due au contact du pus blennorrhagique, porté involontairement par les doigts sur la muqueuse de l'œil ; c'est l'espèce la plus grave de l'ophthalmie purulente ;

3° L'*ophthalmie d'Egypte*, qui règne accidentellement dans certaines contrées de l'Orient, sous l'influence de conditions météorologiques mal connues ; elle sévit quelquefois sur les armées.

II. L'IRITIS, ou inflammation de la membrane iris; le symptôme principal est la *déformation de la pupille*, qui peut se remplir de dépôts opaques et s'oblitérer (fausse cataracte) ; il y a en même temps douleurs orbitaires profondes, impression pénible de la lumière, larmoiement et réaction fébrile.

III. LA KÉRATITE, ou inflammation de la cornée ; son caractère spécial est le dépoli, l'opacité de cette membrane transparente.

Le traitement des ophthalmies demande impérieusement la présence de l'homme de l'art ; on en jugera par le simple énoncé des moyens employés pour combattre ces affections. Dès le début, le traitement antiphlogistique (saignées, sangsues, etc.) est généralement nécessaire ; on passe ensuite aux applications réfrigérantes et astringentes : on emploie à cet effet des collyres, dont la base est ordinairement le sulfate de zinc ; on détermine en même temps une dérivation sur le canal intestinal, et l'on prescrit des boissons toniques et amères et un bon régime. Un autre mode de traitement consiste à appliquer immédiatement le nitrate d'argent, soit en dissolution, soit à l'état solide. Dans les ophthalmies violentes, il est souvent utile d'appliquer un vésicatoire à la nuque. Enfin, on laisse graduellement arriver la lumière dans la chambre du malade, pour l'accoutumer peu à peu à la clarté du jour ; rien ne serait plus propre à retarder l'époque à laquelle l'œil peut être rendu à ses fonctions, que de le soustraire à la lumière, lorsque cette précaution n'est plus nécessaire.

Il arrive souvent que des corps étrangers s'introduisent dans les paupières, pénétrent dans les yeux en y produisant une vive inflammation ; c'est souvent le point de départ d'une foule de maladies dont les causes sont d'ailleurs très-variées.

Il faut alors éviter de se frotter les yeux, ce qui

aggraverait l'irritation, et les laver souvent à l'eau fraîche en écartant les paupières. On emploie aussi des collyres appropriés au mal. En général, contre l'inflammation prolongée avec suppuration des paupières, accolement des cils, faiblesse de la vue, granulation, taies, fatigue, effets d'ombre, etc., on retirera de bons effets du *Collyre divin*, tour à tour employé avec la *Pommade ophthalmique paupiérale*. Ces remèdes produiront un amendement très-prompt, suivi d'une guérison qui sera sûrement obtenue avec le concours complémentaire des dépuratifs, purgatifs pris à des doses faibles, mais réitérés fréquemment : ainsi, au moment du repas, deux *Pilules antibilieuses Léchelle*, pendant plusieurs jours, produiraient d'heureux résultats.

FIN DES MALADIES.

PRONOSTICS

DANGEREUX et MORTELS des MALADIES

A L'USAGE DES CONFESSEURS

POUR L'ADMINISTRATION DES SACREMENTS (1)

ACCOUCHEMENT.— La femme véritablement chrétienne doit se mettre en état de grâce avant d'accoucher.

Pronostics dangereux : Maladies aiguës pendant la grossesse †. --- Refroidissement très-grand après l'accouchement †. -- Fièvre de lait qui dure plus de 72 heures. — Fièvre typhoïde †.

Pronostics le plus souvent mortels : — Femme rachitique ††. — Phlegmasia alba dolens (enflure de la cuisse, de la jambe et du pied) ††. -- Femme phthisique ††. — Péritonite (ballonnement du ventre après l'accouchement) ††. — Délire ††. — Convulsions ††. — Hémorragie ††. — Vices de conformation du bassin ††. — Opération césarienne ††.

ANGINES (vulgairement esquinancie). — L'*angine tonsillaire,* dite *amygdalite,* peut, dans quelques cas rares, amener l'*asphyxie* †. — L'*angine couenneuse,* ou maligne, se termine

----

(1) Ces articles sont extraits du *Dictionnaire des pronostics dangereux et mortels des maladies,* de feu le Dr Lunel.

Le signe † indique un danger sérieux; †† indique un danger imminent.

souvent par la mort ✝✝. — De même l'*angine gangréneuse* ✝✝.

APOPLEXIE ✝✝. — Une première attaque en laisse supposer d'autres ultérieurement ✝. — Si l'apoplexie dégénère en paralysie, grave ✝. —Apoplexie produite par chutes, coups, mortelle ✝✝. — Apoplexie des femmes en couches, mortelle ✝✝. — Si la perte de connaissance persiste après la saignée, le malade meurt en quelques jours (1 à 7 jours) ✝✝.

ASPHYXIE (État de mort apparente et imminente par défaut d'air respirable). — Que l'asphyxie provienne de l'individu lui-même (croup, asthme, etc.) ou qu'elle résulte d'accidents (submersion, strangulation, gaz délétère, etc.), la mort en est le plus souvent le résultat ✝✝.

CHOLERA MORBUS. — Souvent épidémique, souvent mortel ✝✝.

OBSERVATION. — Doit-on administrer la communion dans les maladies de la nature du choléra? Voici, à cet égard, l'analyse des décisions des meilleurs théologiens, qu'un honorable ecclésiastique, M. l'abbé Delacroix, ancien grand-vicaire à Nevers, a bien voulu nous transmettre.

En danger de mort, le prêtre doit toujours disposer le malade à recevoir non-seulement l'extrême-onction, mais encore la communion. La communion peut et doit être donnée aux mourants, même dans les maladies contagieuses; nous voyons saint Charles Borromée donner la communion aux pestiférés.

Cependant, dans les maladies où les vomissements sont fréquents, comme dans le *choléra*, on doit s'abstenir de donner la communion aux malades, à cause des inconvénients graves qui peuvent résulter par les vomissements. — Si le prêtre, n'ayant pas connaissance des vomissements du malade, lui avait administré la communion, et que le malade vint à vomir la sainte hostie, le prêtre devrait alors retirer avec soin cette hostie des matières rendues par la malade et la conserver dans le tabernacle jusqu'à ce que les saintes espèces fussent dissoutes. Quelques théologiens ont conseillé, pour plus de respect pour l'Eucharistie, aux prêtres fervents qui s'en sentiraient le courage, de consommer eux-mêmes cette hostie ; mais ce conseil est imprudent ; ce zèle serait un zèle déplacé, car il y a eu des prêtres admirables dans leur foi qui, par cet acte qu'on peut appeler héroïque, se sont inoculé la maladie et sont ainsi devenus victimes de leur foi et de leur charité!

EMPOISONNEMENT. — Celui qui s'accompagne de convulsions, délire, refroidissement des extrémités, est ordinairement mortel ††.

FIÈVRES. — Les fièvres graves (typhoïde) sont souvent mortelles ††. — Dans les fièvres intermittentes, la fièvre intermittente quarte est la plus longue et la plus dangereuse ††. — La fièvre intermittente d'automne est rebelle et grave †. — La fièvre intermittente pernicieuse est très-grave ††. — Fièvre hectique, amène lentement la mort ††.

GOUTTE. — La mort peut être presque subite, si la goutte se transporte sur un organe essentiel à la vie ††.

HERNIE. — Toute hernie non réduite est dangereuse †. — S'il y a *engouement* (arrêt de la circulation alimentaire), très-grave ††. — S'il y a *étranglement* (arrêt de la circulation veineuse, artérielle, nerveuse même), peut être mortelle ††. — Si la gangrène s'empare de l'intestin, mort ††. — S'il faut débrider la hernie, souvent mort ††.

LUXATIONS. — Celle de la première vertèbre du cou sur la deuxième peut comprimer, déchirer la moelle épinière, d'où mort subite ††.

OBSERVATION. — Cet accident redoutable peut arriver, lorsqu'on soulève avec les mains les enfants par la tête, pour leur faire voir ce qu'on appelle *leur grand-père.*

OPÉRATIONS CHIRURGICALES. — En général dangereuses par les complications qui peuvent survenir (fièvre, érysipèle, délire) †. — Les grandes opérations (amputation, lithotricie), très-graves ††.

PHTHISIE. — Maladie ordinairement mortelle. Les cheveux qui tombent aux phthisiques, l'œdème des jambes, les hémorragies sont des symptômes très-graves ††. — Les projets que forment les phthisiques pour l'avenir sont aussi un pronostic défavorable ††.

PLEURESIE. — Celle qui vient compliquer l'asthme ou qui se complique de pneumonie est souvent mortelle ††. — Il en est de même de la pleurésie avec épanchement, de celle qui atteint les vieillards, enfin de celle qui succède à l'érysipèle ††.

PNEUMONIE (Fluxion de poitrine). — Plus dangereuse que la pleurésie †; très-grave chez les individus d'un tempérament sanguin †, et lorsqu'elle se complique de délire et d'aphonie ††.

VARIOLE (Petite vérole). — Mortelle dans un tiers des cas chez les adultes ††. Si le onzième jour les pieds et les mains ne sont pas gonflés, très-grave ††.

FIN DES PRONOSTICS.

APPENDICE

CÉLIBAT DES PRÊTRES. ABSTINENCE, JEUNE.

§ Ier. — *Célibat des prêtres.*

Quand on considère le célibat chrétien, c'est-à-dire le célibat des prêtres, sous le rapport purement religieux, il est difficile de ne pas admirer la force et la beauté d'une pareille institution ; et ce serait montrer bien peu de largeur de vue, que de ne pas comprendre la puissance du dévouement qui peut se trouver dans un homme voué sans retour à Dieu, à Dieu seul.

L'histoire confirme ce jugement en mettant sous nos yeux, d'une part, les étonnantes choses opérées par la charité catholique ; d'autre part, la stérilité invincible et radicale de la charité hérétique ; d'une part, tout l'éclat, toute la force du dévouement, sans conditions, sans bornes ; d'autre part, tous les embarras des intérêts personnels et domestiques, en face des pauvres à soulager, des mers à traverser, des pestes à braver.

Philosophiquement et historiquement, le célibat religieux est donc une source incontestable de gloire pour l'Église.

Il fallait donc attaquer d'une autre manière cette institution essentiellement chrétienne. On a dit que la continence était impossible ; que le célibat était contre les lois de la nature, etc. ; et il n'a pas manqué de savants pour soutenir cette thèse.

Voyons un peu si c'est avec bonne foi, avec sérieux, avec réflexion qu'elle a été soutenue.

A peine le Sauveur du monde eut-il, par son exemple et par sa parole, invité ses disciples au célibat, qu'un nombre considérable de fidèles de l'un et de l'autre sexe se vouèrent à la virginité.

La supériorité de cet état sur celui du mariage fut hautement et universellement proclamée, à tel point que les premiers hérétiques, dont la prétention était de pratiquer le Christianisme dans toute sa pureté et dans toute sa perfection, jetèrent une sorte d'anathème sur le mariage.

L'Eglise, cette fidèle dépositaire de la parole divine, ne condamna point le mariage ; elle dit seulement que le mariage était bon, et que la virginité était meilleure pour ceux qui s'y sentaient appelés dans la vue de conquérir le royaume de Dieu.

La plupart des ennemis de l'Eglise se déchaînèrent contre le célibat, se fondant : 1º sur les paroles de l'Ecriture, par lesquelles il est recommandé à l'homme de se multiplier sur la terre ; 2º sur les lois de la physiologie.

L'Ecriture a été dès longtemps rétablie dans son véritable sens par les Pères. Saint Athanase, saint Jérôme, saint Augustin, et d'autres ont consacré de beaux ouvrages à l'exposition et au développement des lois de la chasteté chrétienne. Ce qu'il y a à examiner ici, ce sont les raisons tirées de la physiologie et de la médecine.

Et d'abord, nous n'entendons point parler des personnes qui sont tenues dans le célibat *par force;* qui, pour des raisons de position sociale, ou pour des considérations de famille, ou par obéissance à une autorité humaine arbitraire, se trouvent obligées d'embrasser cet état. Nous n'entendons pas non plus parler de ceux qui sont *célibataires par libertinage,* et qui, ne connaissant ou ne voulant connaître que les caprices de leur cœur corrompu, refusent de s'engager dans les liens du mariage, Il est clair que nous devons mettre de côté ces deux classes de célibataires, puisqu'ils n'apportent point à l'état dont nous nous occupons les dispositions que prescrit la Religion. Quelle injustice n'y aurait-il pas à donner les mouvements impétueux de la volonté pervertie d'un libertin, ou même l'imprudence d'un homme du monde qui se jette avec complaisance au milieu de tous les dangers, comme preuve de l'impossibilité de la continence chez un saint prêtre, ou chez la sœur de Saint-Vincent-de-Paul ?

Les célibataires dont nous voulons parler, ce sont les célibataires par vertu ; ceux qui, pour obéir aux plus douces impulsions de la grâce divine, renoncent, pour un certain temps, ou même pour toujours, au mariage, et qui trouvent dans la prière habituelle, dans l'exercice des devoirs sacerdotaux, ou dans l'accomplissement de toutes les œuvres de la charité chrétienne, un encouragement continuel à la résolution qu'ils ont prise, et un magnifique dédommagement aux plaisirs du monde qu'ils méprisent.

— La continence, dit-on, est une chose impossible. — Mais qui dit cela ?

Ceux qui, depuis le commencement, se sont attachés à écarter de leur cœur tous les vains désirs, toutes les mauvaises pensées ? qui ont veillé avec une sainte inquiétude sur leurs sens et sur leur imagination ? qui ont toujours été tempérants dans le boire et dans le manger, afin de ne point se sentir poussés par la fermentation du sang vers des idées impures ? qui, suivant le conseil de saint François de Sales, *ne hantent nullement les personnes impudiques ; mais, au contraire, hantent les hommes chastes et vertueux, pensent souvent aux choses sacrées, sachant bien que la parole de Dieu est chaste et rend ceux qui s'y plaisent chastes, qui fait que David la compare à la topaze, pierre précieuse, laquelle, par sa propriété, amortit l'ardeur de la concupiscence ?* Sont-ce ceux-là, ou bien ceux qui livrent leur cœur et leurs sens à tout vent de passion ? qui courent après les tentations comme le cerf altéré après les eaux de la fontaine ? qui plongent à chaque instant leur regard curieux dans tout ce qui peut soulever en eux le fond mauvais de la nature humaine, et qui s'entourent à tel point d'images, d'idées, d'actions **contraires** à la chasteté, que ce serait en vérité grande merveille qu'ils pussent concevoir la chasteté en quoi que ce soit?

Il y a des gens aussi qui ne croient pas possible la fidélité conjugale, et qui regardent l'adultère comme une loi universelle et nécessaire. Quelles raisons en donnent-ils? les mêmes, absolument les mêmes que celles que l'on donne contre la continence religieuse, savoir, que le cœur humain est, *de sa nature*, inconstant et a *besoin* de changement; que l'uniformité engendre la satiété; que le seul remède à la satiété, c'est la variété; que, avec la vie du monde et les exemples qu'on a sous les yeux, et les tentations qui arrivent par tous les sens, il est *impossible* d'être fidèle.

C'est un grand bien pour la virginité chrétienne, qu'on ne puisse l'attaquer qu'en attaquant les plus saintes institutions de la famille et de la société, qu'on n'ait contre elle d'autres arguments que ceux que l'on tire de ses mauvaises dispositions et de ses habitudes corrompues.

Toutes nos passions viennent de la chair. A la vue de certains objets, il s'élève de nos organes certains mouvements, certaines impressions qui nous font désirer ces objets, qui nous portent vers eux avec plus ou moins de vivacité. Plus ces objets se représentent à nos yeux, plus nous nous y trouvons portés avec force; et plus nous nous y portons nous-mêmes avec complaisance, plus nous sommes forcés d'y revenir. Ainsi, une chose qui nous était d'abord inconnue, et dont par conséquent le besoin ne se faisait nullement sentir, ne tarde pas à devenir l'objet d'une passion ou d'une habitude irrésistible. Voilà un sauvage qui ne connaissait pas l'eau-de-vie, et qui devait mourir sans la connaître, avec un corps sain, dans un âge avancé; mais un vaisseau européen a débarqué sur sa plage, et, dès qu'il a goûté la fatale liqueur, le malheureux sauvage échange pour des tonnes d'eau-de-vie ses ornements les

plus précieux, ses armes les plus riches ; son palais
et son estomac une fois stimulés vont sans cesse
lui demander de l'eau-de-vie ; plus il en boira,
plus il en voudra boire, jusqu'à ce qu'il en perde
la raison et la vie. Faites concevoir à ce sauvage
qu'il y a des hommes qui connaissent l'eau-de-vie
et qui n'en boivent pas !

Voilà un jeune homme qui n'avait jamais joué
et qui ne s'en sentait nullement l'envie. Mais l'occasion a fait qu'il a joué d'abord, sans y attacher
d'importance, avec quelques amis ; on l'a averti
qu'il était sur une mauvaise pente, il n'a pas
voulu le croire. A présent, il ne peut plus voir des
dés ou des cartes sans être bouleversé dans tout
son être, sans être prêt à jeter sur la table son
honneur et sa vie. Peut-être arrivera-t-il, le malheureux ! à se faire sauter la cervelle et à perdre
son âme, pour n'avoir pas voulu rompre le cours
de ses impressions et de ses habitudes.

De toutes les passions et de toutes les habitudes, il n'y en a point de plus funeste ni de plus
impérieuse que l'incontinence ; et à cause de cela,
ceux qui ne sont pas continents nient la possibi-
lité de la continence et insultent gratuitement à
ce qu'il y a de plus pur et de plus saint sur
la terre. Un libertin ne pense qu'à l'objet de sa
passion : cela empêche-t-il que saint Basile et
sainte Thérèse aient été inaccessibles à la moindre mauvaise pensée ?

C'est donc surtout dans les dispositions anté-
rieures qu'il faut chercher la raison de la conti
nence. Or, que dit à ce sujet le Christianisme ?
qu'on n'obtient cette vertu que par la grâce de
Dieu, par la prière, par la vigilance, par la mortification, par l'usage des sacrements.

Qu'y a-t-il, physiologiquement parlant, de plus
fait pour apaiser la fermentation du sang, pour
réprimer et éteindre les stimulations imprimées
à nos organes par les objets extérieurs : qu'y a-t-il
de plus fait pour faire taire le cri honteux de ces
organes, que cette diversion faite par l'intelligence

et l'âme ? Les physiologistes du jour disent franchement que plus le cerveau agit, moins agissent les nerfs qui président à la vie purement animale; cela n'est-il pas bien d'accord avec le langage chrétien, que plus l'âme agit et est tournée vers Dieu, plus la chair est vaincue et se tait ?

De plus, les chrétiens savent que Dieu, ayant choisi des célibataires pour son service, leur a promis force et consolation sur terre, gloire et joie au ciel.

Je sais bien qu'on peut écrire de longs chapitres sur les maladies auxquelles prédispose le célibat. Mais les auteurs mêmes qui ont le plus insisté sur ce point disent que la plupart de ces maladies surviennent chez les personnes vouées au célibat sans vocation, et sont le resultat de la lutte qui s'établit alors en elles, ou des désordres secrets auxquels elles s'abandonnent, et qu'eût, en effet, prévenus, un bon mariage. Est-ce que, dans ce cas, la faute peut être attribuée à la Religion, qui est si sévère sur les vocations? Sainte Thérèse, la célèbre fondatrice de l'Ordre des Carmélites, n'admettait jamais dans ses couvents les filles mélancoliques, quelque bien disposées qu'elles parussent et qu'elles crussent être, tant elle se méfiait de l'infidélité des vocations !

Mais, comme la Religion ne permet le célibat qu'en prescrivant en même temps toutes les vertus capables d'entretenir la pureté et l'intégrité de l'âme, il se trouve qu'elle donne ainsi à ses célibataires les conseils de tempérance, de régularité, d'exactitude, d'activité, qui pourront le plus préserver la pureté et l'intégrité du corps.

Aucun état de la vie n'est exempt d'inconvénients, et, à ce titre, le célibat a la sort de tout ce qui est humain ; on peut dire toutefois qu'avec les conditions requises par la Religion, il en a moins que tout autre état. Ne confondons pas ce qui dépend nécessairement d'une position avec ce qui n'en découle qu'accidentellement, quand cette position est mal prise. Sans cela, je ne vois pas ce qu'on pourrait faire en ce monde. Voulez-vous frémir et rester au-dessus de la terre comme au-dessus d'un abîme, lisez ce qu'ont écrit Tissot sur les maladies des gens de lettres, Ramazzini sur les maladies des artisans et sur celles des princes, Plempius sur les maladies des magistrats, Pringle sur les maladies des armées, Furstenau sur les maladies des médecins. Haller a fait une dissertation intitulée : *la Vie de l'homme est une maladie continuelle.* On a prétendu prouver que toutes les maladies qui ont affligé le genre humain, depuis Hippocrate jusqu'à nos jours, sont l'effet du mariage. — Que faire donc ? Ne faut-il ni se marier, ni ne pas se marier ? ni se livrer à l'étude pour étendre le domaine des connaissances humaines, ni porter l'épée pour défendre son pays menacé, ni prendre en main la cause de l'innocence persécuté, ni chercher à diminuer le nombre des maux qui pèsent sur les hommes, nos frères ?

Tout cela veut dire, si je ne me trompe, que l'humanité tourne dans un cercle de malheur ; que, à quelque bel et honorable emploi qu'elle applique son activité, elle est toujours sur le bord de quelque infirmité. Cela veut dire encore qu'elle doit travailler de bon cœur et sans relâche à adoucir les maux qu'elle voit autour d'elle, et qu'elle les adoucira d'autant plus qu'elle agira davantage suivant les lois de la morale et de la religion. Eh bien ! le célibat chrétien qui, comme chose humaine, n'est pas exempt de la loi commune, est, plus que toute chose humaine, soumis à ces lois éternellement et universellement conservatrices.

L'isolement des célibataires, dit-on encore, produit inévitablement chez eux l'affaissement de l'esprit, la mélancolie, et toutes les infirmités corporelles qui peuvent en résulter. — Encore ici, si nous faisons abstraction de tout ce qui regarde les fausses vocations, nous écarterons la plus grande et la plus forte partie de l'objection. Mais, même en admettant comme vraies les conséquences fâcheuses du célibat, ne pourrait-on pas mettre en regard la funeste influence des soins de famille? N'est-ce rien que les discordances ou même les incompatibilités de caractères, de principes, d'idées, de sentiments, non pas pendant une semaine ou un mois, mais pendant vingt, trente, quarante ans? N'est-ce rien que la perte des enfants que l'on chérit, que la crainte de ne pas les élever, ou de les mal élever, que le chagrin profond de les voir corrompus, dépravés, malheureux? Chacun de nous n'a-t-il pas, chaque jour, sous les yeux, ces affreuses tribulations que l'Apôtre prédit aux gens mariés, en leur recommandant de s'armer de courage?

Il y a des théologiens qui ont comparé les tourments du mariage à la discipline des Ordres religieux les plus sévères. Je sais ce qu'on peut dire sur les douceurs d'un bon mariage, et sur les joies d'une paternité et d'une maternité heureuses. Ne savez-vous pas aussi tout ce qu'on peut dire sur le bonheur d'une âme en communication habituelle avec Dieu, et sur les ravissements d'un cœur qui s'ouvre aux flots de l'amour divin; sur la paix de ces retraites qui sont inaccessibles aux bruits du monde, où l'homme, à jamais séparé de ses passions, coule une vie douce et sainte, les yeux constamment tournés vers le ciel, et priant avec joie pour tous les hommes, *ses frères en douleur?*

Oh! certes, il ne faut point déprécier le mariage; c'est un grand sacrement que l'Eglise a institué, et par lequel Dieu nous fait la grâce de supporter chrétiennement la vie; c'est une sainte union des âmes, que Jésus-Christ leur commande non-seulement pour le propre bonheur, mais encore pour celui des êtres qui doivent en naître. Il ne faut point déprécier le mariage; l'Apôtre a dit qu'il valait mieux, pour ceux qui ne peuvent rester continents, se marier que de se consumer en ardeurs éternelles; et la Religion a toujours, de toute sa puissance, encouragé les jeunes gens au mariage. Mais aussi, qu'on n'attribue pas à la continence chrétienne des dangers et des malheurs imputables seulement aux personnes qui, sans génie et sans vocation, ont embrassé le célibat. Lorsque Dieu dispense de si délicieuses joies aux chastes, qu'on ne cherche pas à jeter le mépris sur cette magnifique loi du Christianisme : car alors, selon la parole de l'Apôtre, on serait *homme de chair, incapable de juger les choses de l'esprit ; puisque ceux qui sont spirituels goûtent les délices spirituelles, tandis que ceux qui sont charnels ne goûtent que les choses charnelles.*

Ainsi ceux qui déclament le plus contre le célibat chrétien sont justement ceux qui, par leurs principes, leurs habitudes, et le choix qu'ils ont fait d'un état contraire, sont le moins juges dans cette question. Si l'on consulte au contraire ceux qui sont entrés dans le sanctuaire du célibat par la vraie porte, c'est-à-dire par la vocation divine, ceux-là portent un bien autre témoignage : qu'on ouvre leurs livres, qui ont fait l'admiration des siècles, et qu'on voie ce qu'ils ont dit sur la virginité ! Il n'est pas douteux que ces saints célibataires et ces pieuses vierges eussent été bien plus malheureux, si on les avait forcés de contracter les liens du mariage ; car c'est alors qu'ils se seraient trouvés dans des circonstances contraires à leurs vœux, et en opposition avec les vues de Dieu sur eux !

S'il arrive parfois que, après avoir librement embrassé le célibat, un homme succombe à une tentation mauvaise, c'est que l'humanité est sujette à faillir. Qu'en voudrait-on conclure ? Les personnes mariées sont-elles donc elles-mêmes exemptes d'infidélités ? Elle n'est que trop vraie cette sentence de saint Augustin : *Qu'il est plus facile de ne pas allumer le flambeau de la passion,* comme font les chastes, *que de prétendre, après l'avoir allumé, en régler, en diriger, en limiter la flamme,* comme font les mariés.

Aussi l'Église, qui renferme en elle toute sagesse

et toute vérité, recommande-t-elle de faire le vœu de chasteté dans l'adolescence. Seulement, elle veut que ce vœu ne soit prononcé qu'un ou deux ans avant l'ordination de la prêtrise, à ce qu'on appelle le *pas du sous-diaconat*, afin que l'homme soit assuré de sa vocation ; mais elle se regarde comme d'autant plus sûre de la validité de ce vœu, qu'il a été formé plus tôt, et que, de meilleure heure, l'homme s'est habitué à épurer et à sanctifier ses idées. Ceci est aussi noblement que gracieusement exprimé par saint François de Sales : *Tandis que les fruits sont bien entiers*, dit-il, *ils peuvent se conserver, les uns sur la paille, les autres dedans le sable, et les autres en leur propre feuillage ; mais étant une fois entamés, il est presque impossible de les garder que par le miel et le sucre en confiture. Ainsi, la chasteté, qui n'est point encore blessée ni violée, peut être gardée en plusieurs sortes ; mais, étant une fois entamée, rien ne la peut conserver qu'une excellente dévotion, laquelle, comme j'ai souvent dit, est le vrai miel et sucre des esprits.*

§ II. — *De l'Abstinence et du Jeûne.*

L'homme trouve des *aliments*, des substances capables de le *nourrir*, dans les trois règnes de la nature, mais c'est surtout dans le règne végétal et dans le règne animal qu'il doit les chercher ; car les individus que quelques physiologistes ont appelé *géophages*, ou mangeurs de terre, de minéraux, forment de très-rares exceptions.

Du régime végétal et du régime animal, lequel convient le mieux à l'économie humaine ? L'inspection anatomique et l'observation physiologique prouvent également que l'homme doit se nourrir en même temps de chair animale et de végétaux. Il a à la fois les caractères qui appartiennent aux *carnivores*, ceux des *herbivores*, et ceux des *frugivores* ; il est, par son organisation générale, *omnivore*. Ainsi, il a des dents *incisives* pour *couper* les fruits, des dents *laniaires* pour *déchirer* la chair animale, des dents *molaires* pour *broyer* les substances herbacées. Les muscles attachés à ses mâchoires ont une disposition qui correspond à ces différents ordres de dents : les uns favorisent davantage les mouvements de section et de lacération, les autres ceux de mastication et de trituration. Son estomac et son canal intestinal ne sont ni étroits ni courts comme ceux des *carnivores*, ni amples et longs comme ceux des *herbivores*. Voilà pour l'anatomie. Et, pour le dire en passant, on voit quelle harmonie règne entre les différentes parties d'un même appareil ; comme les destinations étant les mêmes, les dispositions organiques se rapprochent et ont de l'analogie entre elles; on ne rencontre pas avec un estomac de carnivore des dents de frugivore, ni avec des dents d'herbivore des muscles de carnivore.

L'observation montre aussi que la plus heureuse et la plus saine alimentation pour l'homme qui, comme nous venons de le dire, est omnivore (ou mangeant de tout) par son organisation, est celle qui résulte du mélange des substances animales et des substances végétales : que les substances animales, toutes seules, donneraient à l'économie un excès de nutrition qui opprimerait les organes, les gênerait dans leurs fonctions, les rendrait paresseux, et les exposerait à toutes les maladies qui résultent de la pléthore ; que les végétales, toutes seules, ne contiendraient pas assez de suc substantiel, et laisseraient tomber le corps dans la langueur et l'impuissance.

Il y a, à ce précepte général sur les régimes exclusifs, des exceptions ou des modifications : par exemple, dans quelques régions hyperboréennes et sans végétation, des peuples entiers ne vivent que du produit de leur chasse et de leur pêche ; et, quoique ce régime ne soit pas sans inconvénient, il est au moins supportable. De même, dans plusieurs pays à température élevée, beaucoup d'hommes ne se nourrissent que des fruits de leur agriculture. Mais ces différences, qui dépendent

.es climats, ne font rien à la vérité générale de ce que nous avons dit.

Le régime mixte est donc le régime normal de l'humanité.

Après avoir reconnu que, dans les circonstances ordinaires de la vie, le régime mixte est celui qui convient le mieux à la santé de l'homme, voyons quelle est l'action particulière de chacun des régimes, végétal et animal, sur l'économie.

On peut regarder les faits suivants comme aussi nettement établis dans la science que la nécessité de la respiration et de la circulation.

Plus les aliments sont simples et impropres à la fermentation, plus la digestion en est facile, et réciproquement. Or, les aliments simples et non fermentescibles, et facilement assimilés, ce sont les végétaux ; car, sans cela, la digestion devenant difficile, tous les phénomènes qui se rattachent à cette fonction persisteront dans l'économie un trop longtemps, et la rapprocheront de l'état de maladie. Ainsi, l'estomac et tous les organes digestifs attirant à eux une grande proportion du fluide nourricier (*du sang*) et, avec lui, de la force vitale, les détourneront des autres parties : du cerveau, par exemple, qui deviendra malpropre à l'exercice de la pensée ; des muscles qui seront peu disposés au mouvement, etc., et la fièvre, qui accompagne toute congestion trop longtemps prolongée sur quelque point de l'organisme, toute inégale répartition du sang dans les différentes parties du corps, la fièvre s'allumera à un certain degré. Ces phénomènes fâcheux seront d'autant plus marqués que le régime sera moins simple, moins réglé ; les congestions de l'estomac et les petites fièvres correspondantes seront d'autant plus vives et rapprochées.

Voilà pourquoi le médecin tire un si grand parti de la diète, c'est-à-dire du repos de l'économie ; pourquoi il veut lui donner le temps de respirer et de reprendre des forces : avec la diète, la diète toute seule, il calme l'effervescence du sang, il apaise les mouvements désordonnnés de l'organisme. Il remarque souvent qu'après plusieurs jours de diète, son malade ne raisonne plus, n'agit plus du tout de la même manière, n'a plus du tout ni la même physionomie, ni la même imagination, ni le même tour de pensées. Beaucoup de praticiens de bon sens vous diront qu'ils ne voudraient discuter avec tel homme qui, cependant, ne commet point d'excès, qu'à la condition qu'il se soumît à vingt-quatre heures de diète.

Par la même raison, que la diète ou le jeûne, et le régime végétal ou l'abstinence, calment les symptômes qui naissent d'une digestion trop longue, trop irrégulière, ou trop compliquée, nous pouvons ajouter qu'en corrigeant les mauvaises dispositions de l'économie, ils la laissent libre et prête pour l'accomplissement de toutes ses fonctions. Hippocrate a dit en parlant de la *pléthore*, de cette plénitude sanguine produite par une nourriture trop substantielle et par une boisson trop stimulante, que c'était le plus haut degré de la santé, et qu'arrivé là il fallait en descendre, au moyen de la diète. Eh bien ! cela se peut dire non-seulement de la pléthore, mais encore de la plupart des dispositions maladives sur la pente desquelles il est possible de s'arrêter, au moyen de la diète, de l'abstinence.

Si on réfléchit aux effets d'un régime excessif, ou seulement trop riche, on verra que la prospérité apparente de la vie organique ou nutritive étouffe la vie de relation, la vie de l'âme ; que, même bien avant la maladie positive des organes, l'âme est devenue faible, livrée aux penchants grossiers et moins capable de résistance à ses passions. D'où il est aisé de conclure que c'est, physiologiquement parlant, au libre développement du cerveau et du système nerveux, et philosophiquement parlant, au bon et facile exercice de la pensée, que profitera la diète préventive. De grands philosophes, en cela grands physiologistes, ont recommandé aux jeunes gens la plus grande simplicité dans leur régime, c'était leur donner une arme puissante contre leurs passions.

Si, après cela, nous voulons prendre l'homme tel qu'il est, le plus souvent, dans notre état de société, entraîné par le tourbillon du monde, passant avec ardeur, du matin au soir, à ses affaires pleines des soucis de l'intérêt et de l'ambition, ou à ses plaisirs pleins de tous les mécomptes et de toutes les tristesses des choses d'ici-bas; qu'est-ce qu'un pareil homme, sinon un malade, auquel le médecin qui comprendrait son organisation tout entière devrait dire : « Homme, surveille ton corps ; il faut que ton estomac s'occupe peu et rarement, afin que ta vie sanguine, ta vie excentrique, s'arrête un peu, et qu'au contraire ta vie nerveuse, ta vie intérieure se développe et s'exhale en toi ; il faut que ton existence nutritive soit diminuée, que tes sens moins nourris soient moins avides et moins prompts à se porter au-devant de ce qui t'entoure. Tu seras quelque temps au-dessous du niveau de ton régime normal, pour toutes les fois que tu as été au-dessus : c'est ainsi que l'harmonie s'établira entre toutes tes facultés. De quelque temps, ton sang, ta bile, toutes tes humeurs ne seront vivement remues par les aliments que tu donneras à tes organes; si tes affaires te forcent de courir, tu risqueras un peu plus la fatigue, mais beaucoup moins les congestions, qui peuvent toujours être produites par un grand mouvement, après un repas même modéré. Le sommeil, ce grand réparateur des forces, t'arrivera chaque nuit plus pur, et ne sera jamais troublé par une digestion trop pénible. Ton corps étant au repos, ton esprit travaillera mieux; or, ce travail libre de l'esprit, c'est la santé. »

C'est ainsi, incontestablement, que la plus simple observation de ce qui se passe en nous, que le plus simple bon sens d'un médecin qui n'a aucun intérêt à bâtir des systèmes, résout la question si souvent mal traitée de l'abstinence et du jeûne, qui ne sont qu'une diète modérée opposée aux mauvaises dispositions de notre corps.

Tous les médecins raisonnables et instruits savent que, de calcul fait, nous devrions toujours rester sur notre appétit ; et nous allons toujours, même les plus sobres d'entre nous, un peu au delà. Pourquoi ? C'est que les appétits de notre corps, qui nous ont été donnés comme des avertissements pour la satisfaction de nos besoins réels, ont quelque chose de vague qui fait que nous en abusons facilement, si nous ne veillons sur nous-mêmes avec une continuelle attention. Ce que je viens de dire pour la nourriture, ne pourrais-je pas le dire pour le sommeil ? Et combien encore à plus forte raison de nos passions !

Un homme sage et ami de la santé s'imposerait donc de temps en temps, et de lui-même, le jeûne et l'abstinence. Qu'y a-t-il d'étonnant à ce que la Religion, si profondément savante en tout ce qui nous est bon et utile, nous en fasse un devoir ? Quant à moi, la science seule m'aurait mis sur cette voie.

Si, de plus, on réfléchit à la destination de l'homme, qu'il n'est pas fait assurément afin que son sang circule, afin que les pores de sa peau absorbent les fluides qui l'entourent, afin que les aliments broyés dans son estomac y forment une pâte homogène et grisâtre ; mais qu'au contraire toutes ces fonctions-là sont secondaires et ne servent qu'à entretenir la vie des organes de la sensibilité et du mouvement au moyen desquels nous communiquons nos pensées à nos semblables ; oh ! alors la chose devient encore plus claire ; car qui ne sait que notre intelligence est d'autant plus active, notre conception d'autant plus pure, notre volonté d'autant plus libre et d'autant plus forte, que notre sang et nos humeurs sont moins en mouvement et en fermentation, que nos organes de réparation sont moins en travail ?

Qu'y a-t-il donc d'étonnant à ce que la Religion, lorsqu'elle veut mettre notre entendement et notre volonté dans les dispositions les plus libres et les plus pures pour certaines pensées et certaines actions saintes, nous prescrive le régime qui s'accorde le mieux avec ces dispositions ? C'est le contraire qui serait étonnant et ridicule : car, de bonne foi, qui peut concevoir la méditation, le recueillement, avec un régime succulent, un long sommeil, et la condescendance à tous nos appétits et à toutes nos passions ?

Quant à la vie des cénobites et des anachorètes, contre laquelle tant de déclamations se sont élevées, c'est une vie que tous n'ont pas la force morale de soutenir, et qui, à cause de cela, n'est commandée à personne, mais devant laquelle on doit s'incliner avec respect et admiration. On a objecté à ces hommes saints qu'ils ruinaient leur estomac et abrégeaient leurs jours. Objection ridicule ! Non-seulement ils savaient qu'ils ruinaient leur estomac et abrégeaient leurs jours, mais ils le voulaient. Ils ne se soumettaient point à la vie commune, à la vie *prescrite*, mais à celle qui est seulement *conseillée*, comme le plus haut degré de la perfection : l'entier mépris de la vie, et le détachement absolu des choses de la terre. C'est une des plus grandes beautés de la Religion chrétienne, que de permettre que certains hommes, par les souffrances de toute leur vie, expient non-seulement leurs fautes, mais celles de leurs frères pour lesquels ils prient.

Du reste, disons-le en terminant cet article, on a trouvé toujours plus de vieillards chez les cénobites et chez les anachorètes que dans la société; ce qui prouve évidemment que Dieu bénit l'existence de l'homme dont la vie est consacrée à son service et au salut de l'âme de ses semblables.

Dr ADOLPHE HUARD,
Membre de la Société des Amis Chrétiens.

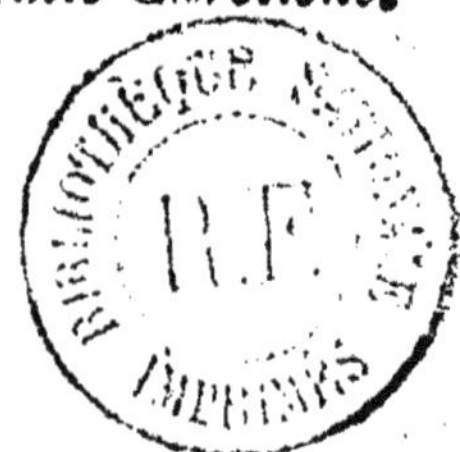

TABLE DES MATIÈRES

FIN DE LA TABLE DES MATIÈRES.

CONSIDÉRATIONS
sur les produits sanitaires
DE
LÉCHELLE
Rue des Petites-Écuries, 12, Paris.

———

NOTICE SUR LES EAUX HÉMOSTATIQUES.

Les eaux *hémostatiques* datent des temps les plus reculés; tous les documents recueillis à cet effet affirment que ces liquides ont pris naissance au berceau des sciences et de la civilisation. En Egypte, au XVe siècle, on fit une eau spiritueuse par la distillation de l'alcool sur des plantes aromatiques, astringentes et toniques. Pour l'accréditer, on rappela partout qu'elle était due à une révélation céleste envoyée à Elisabeth, reine de Hongrie, ce qui l'avait fait dénommer sous le nom d'*Eau de la reine de Hongrie*.

Au XVIe siècle, la découverte de l'*Eau hémostatique* fut retrouvée et mise en vogue par la reine Catherine Cornaro, qui l'avait rapportée de Chypre à Venise. Depuis cette époque, elle porta le nom d'*Eau Traumatique* et d'*Eau de Memphis*. Diverses publications relatent notre assertion. On peut consulter à cet effet: *Marin Senato, l'Histoire de la République de Venise, par P. Daru, de l'Académie française*. Voir aussi les ouvrages de Theden, chirurgien en chef de Frédéric-le-Grand, sur ces eaux, dont les résultats cliniques ont retenti dans le monde entier.

Jadis, ces eaux n'étaient applicables en médecine qu'à l'extérieur. Les prêtres qui remplissaient comme maintenant, la double mission de guérir le corps et l'âme, étaient les dispensateurs de ces liquides ; ils en préparaient pour les blessures et les embaumements. Au moyen-âge, elles furent con-

servées dans les châteaux et les monastères pour
le pansement des preux, des chevaliers et des châ-
telaines, etc.

Plus récemment, des modifications très-impor-
tantes furent apportées dans ces eaux, qui at-
teignirent le plus haut degré de perfection par les
travaux de M. Léchelle, qui s'empara des divers
principes de ces formules et en éloigna tout ce qui
pouvait nuire à leur emploi interne.

Cette nouvelle combinaison d'une héroïque action dans les maladies des organes vocaux et pec-
toraux, et d'une innocuité parfaite, fournit à la
science un liquide distillé connu sous le nom de
son auteur : *Eau de Léchelle.*

Cette eau agit heureusement dans les maladies
dues à l'altération du sang, dans les hémorragies,
contre les hypersécrétions et dans les plaies provenant de causes occupant les organes internes ;—
prise à l'intérieur, même à *haute dose,* elle corrobore l'estomac loin de le perturber, comme tous
les autres hémostatiques.

Ajoutons que le Corps médical tout entier a
apprécié la composition rationnelle de l'*Eau de
Léchelle.* MM. les docteurs B. Horteloup, Cruveil-
her, L. Boyer, Barth, Chomel, Michon, Huguier,
Regnault, Trousseau, Diday de Lyon, Langlebert,
etc., la conseillent à l'*intérieur,* et localement dans
les affections de la poitrine, du cœur, de l'estomac,
Asthmes, Gastralgies, et dans certaines *altérations
du sang.*

On boit cette eau à la dose de deux à quatre
cuillerées par jour.

SOIE DOLORIFUGE LÉCHELLE — SOIE ÉLECTRIQUE

Honorée d'un Rapport favorable à l'Académie de Médecine de Paris

CONTRE LES DOULEURS ARTICULAIRES.

Les Rhumatismes, les Névralgies et autres affections vagues et indéterminées, dont le principal

symptôme est la douleur, sont guéris par la *Soie dolorifuge*, corps isolant qui, sous forme de tissu et comme ouate ordinaire, sert à fabriquer des gilets et des caleçons en l'appliquant immédiatement sur la peau.

Les propriétés de ce dolorifuge sont basées sur ce principe établi par Bayle : qu'une substance, mauvais conducteur de l'électricité, conserve ce fluide à la superficie du corps et neutralise les mauvaises influences des intempéries.

Il a été constaté par des autorités médicales, MM. Bazin, Carteaux, Colla, Auburtin, baron Ivan, Magendie, Honoré, etc., que la *Soie dolorifuge* est un puissant curatif des rhumatismes, goutte et fraîcheurs. Elle produit aussi d'heureux résultats chez les personnes que la faiblesse des organes de la respiration prédispose aux rhumes. — Dr. VERNE.

(Extrait de la *Presse Médicale*, 1er avril 1858.)

L'ANTINERVEUX, NÉVROSINE LÉCHELLE
CONTRE
LES MALADIES NERVEUSES, NÉVRALGIES, MIGRAINES.

Parmi les maux innombrables qui affligent l'espèce humaine et qui viennent assaillir l'homme dans les diverses phases de la vie, il est une classe de maladies, remarquables entre toutes, qu'on désigne communément sous le nom de *maladies nerveuses*. Leurs symptômes sont très-variés, douleurs vives, plombantes ou déchirantes avec ou sans élancement sur les *branches nerveuses*, tristesse, mélancolie, caractère irritable, instabilité dans tous les goûts, sensibilité excessive, etc. Aussitôt ces divers phénomènes produits, souvent dus à l'état physique ou à l'état moral des sujets nerveux, il faut recourir aux conseils d'un médecin doué d'une aptitude et d'une bienveillance toute particulière pour des malades aussi sensibles qu'intéressants. Les succès positifs de cet anti-nerveux prouvent incontestablement que son action réalise les vœux du médecin : la guérison du malade.

COLLYRE DIVIN

DIT EAU POUR LES YEUX ET LES PAUPIÈRES.

Préparé avec tout le soin que réclame son application, réputé à Paris depuis près d'un siècle, ce précieux collyre de la Pharmacie Léchelle, obtient des succès qui en ont popularisé et vulgarisé l'emploi. Il convient contre les *ophthalmies* et la *faiblesse de la vue*, taies, rougeurs, irritation, suppuration et accolement *des paupières*; fatigue, larmoiement, etc.

EMPLOI. En lotions réitérées et applications de compresses maintenues humides sur les paupières pendant une demi-heure, chaque fois qu'il en sera fait usage.

En cas de vive inflammation, on coupera le Collyre avec partie égale d'eau de mauve ou de semences narcotiques, pour l'employer concurremment avec de la pommade ophthalmique paupiérale, du volume d'un grain de blé introduit le soir sur le bord des paupières.

ANTIGOUTTEUX D'EXTRAIT D'IRIS

CONTRE LA GOUTTE AIGUE ET CHRONIQUE
UNIQUEMENT D'UN USAGE EXTÉRIEUR.

Selon l'opinion de plusieurs médecins, qui ont étudié la goutte, la seule médication rationnelle et curative de cette affection, consiste à considérer l'ATTAQUE comme une crise naturelle qu'il faut aider et circonscrire en temps opportun, sans occasionner de trouble dans l'économie.

Les douleurs arthritiques produisent une perturbation dans les *courants électriques*. L'application de l'ANTIGOUTTEUX et de la SOIE DOLORIFUGE comme dérivatifs, neutralisent et souvent détruisent les effets morbides du mal; de plus, en rétablissant l'équilibre vital, ils divisent l'accumulation des fluides; alors les courants électriques reprennent leur rhythme normal, la crise cesse et le mal est conjuré.

LES PILULES ANTIBILIEUSES PURGATIVES

En hygiène comme en médecine, l'utilité des purgatifs est prouvée ; ils entretiennent la santé et préviennent la plupart des maladies par leur action bienfaisante dans les voies digestives.

Ce purgatif procure les avantages qui sont obtenus par le choix et l'association de diverses médecines ; il détruit la BILE, les GLAIRES, les maux d'intestins et débarrasse le corps des HUMEURS STAGNANTES en le purgeant. Si cette action dérivative est continue, ces pilules obtiendront des résultats satisfaisants contre les maladies du foie, les engorgements, les congestions, maux de tête, inflammation et irritation des YEUX et des PAUPIÈRES.

EMPLOI. — Il faut en réitérer l'usage, surtout au moment des repas et régler la dose des Pilules d'après l'âge et la force des personnes. DOSE faible pour maintenir la liberté du ventre : *quatre* par jour en DEUX fois ; DOSE pour une bonne purgation : quatre matin et soir.

LA LIQUEUR DIGESTIVE D'HUFELAND

L'expérience confirme qu'elle convient aux estomacs fatigués et affaiblis ; elle favorise les fonctions de l'appareil digestif ; donnée comme ouverture et complément des repas, elle corrobore l'estomac. On l'emploie contre les indigestions, les coliques et tous les *maux d'intestins*. Son usage journalier calme, fortifie le corps et prévient diverses maladies dues au *délabrement de l'estomac*, ce foyer fécondateur de tous les organes.

C'est ainsi qu'elle combat les diarrhées, le *choléra*, le vomissement et le *mal de mer*. A la dose *d'une cuillerée* à soupe dans un peu d'eau sucrée, ou pure.

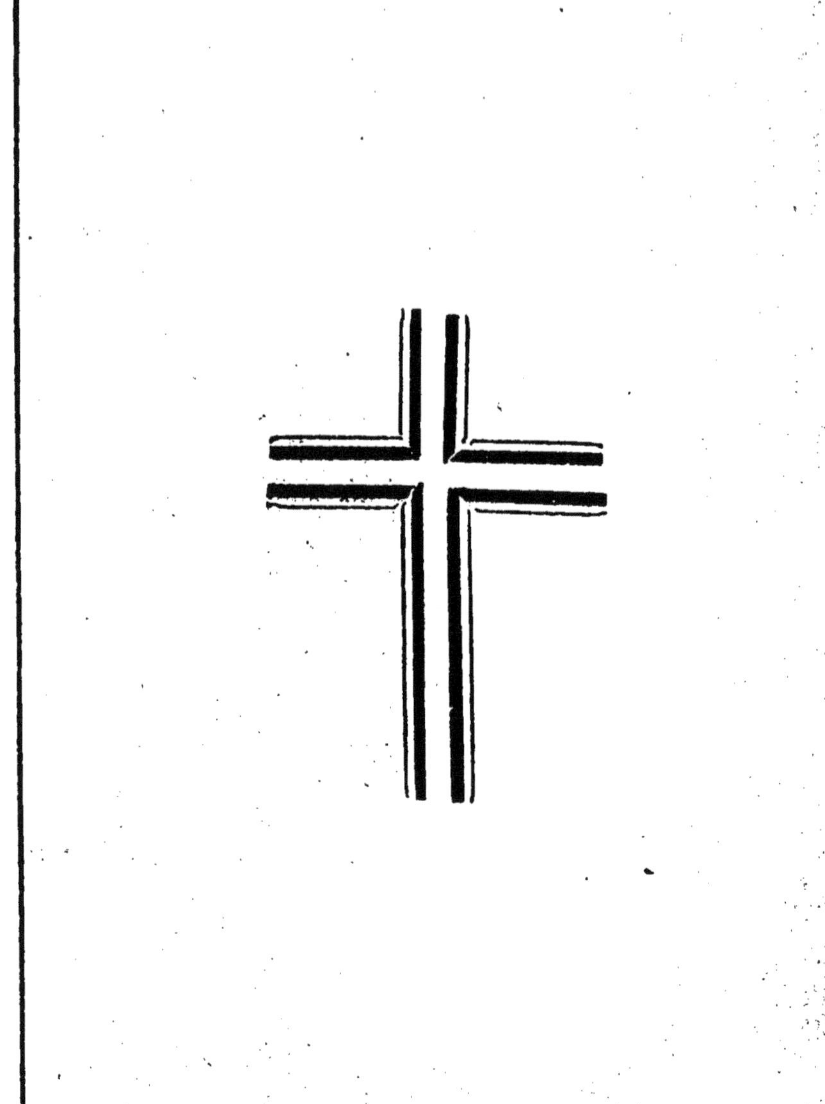

ARGENTEUIL. — IMPRIMERIE DE P. WORMS.

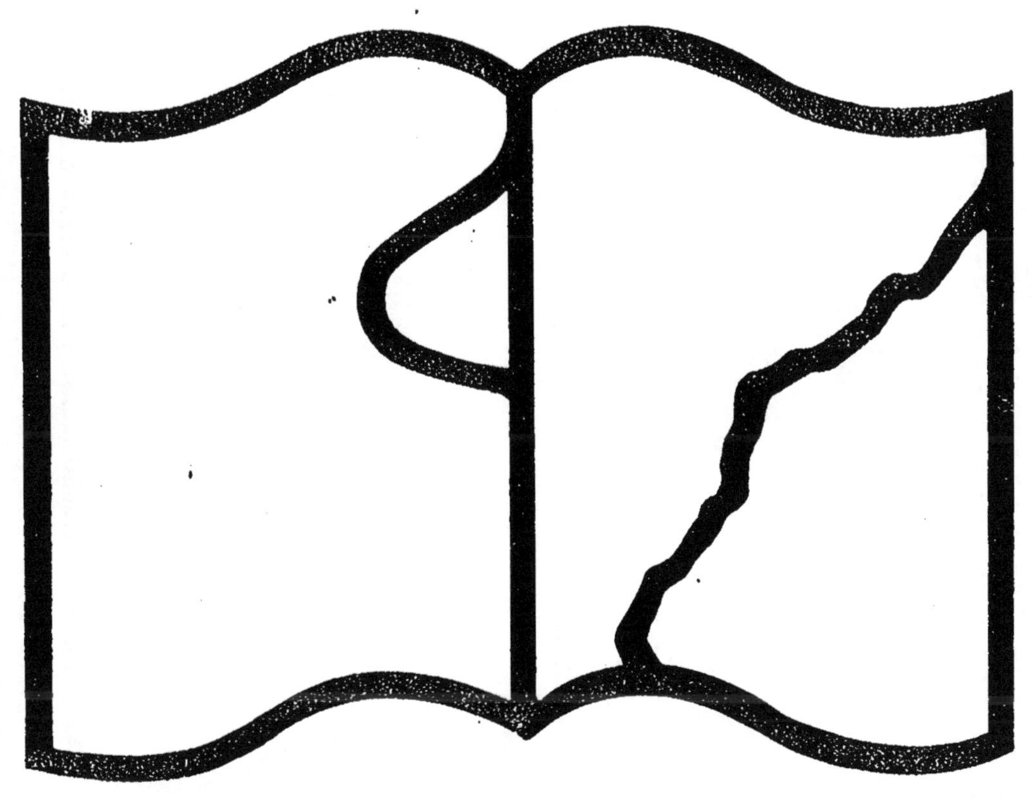

Texte détérioré — reliure défectueuse

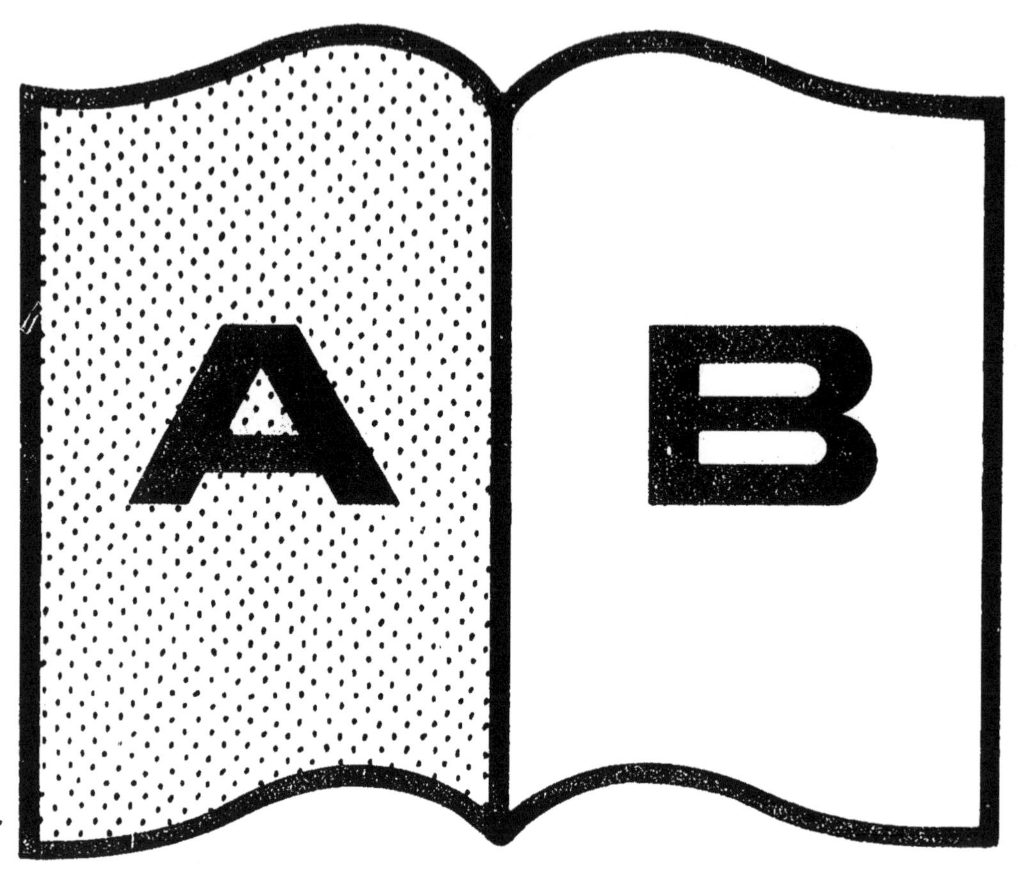

Contraste insuffisant